U0098031

展讀文化出版集團
flywings.com.tw

展讀文化出版集團
flywings.com.tw

展讀文化出版集團
flywings.com.tw

中醫臨床經典㉙

傷寒論今釋

(下)

陸淵雷 撰

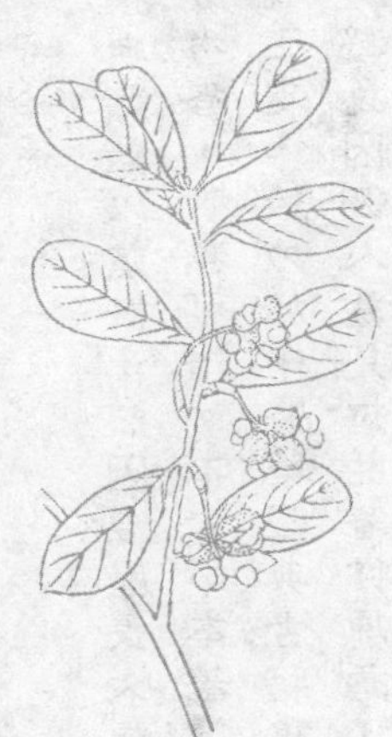

文興出版事業

【出版序】

中國醫藥博大精深，先賢為其所撰典籍數以萬計，然因經歷長久歲月侵蝕，或有潮濕以致字跡難辨，或有文字脫漏不可考者，實為可惜。本公司本著傳承中國固有文化精髓之理想，以發揚中國傳統醫學為己志，致力於中醫藥經典古籍推廣，於各處找尋珍貴古書出版，且為保持原著完整，避免因個人意見扭曲著作原意，編排時僅將古籍版面美化以利閱讀，並不加以增減文字，供諸位同好先進於研究時有所依據。

自從本公司發行中醫臨床經典系列以來，受到許多中醫藥同好之肯定與好評，也得到不少專家的寶貴意見，在此特向諸位先進表示感謝之意。而本公司為了積極回饋讀者們的熱情支持，更於二〇〇六年成立了「中醫藥典籍編輯委員會」，希望能透過專責單位的推動，使此書系的內容更加完美，更增其「可看性」與「收藏性」。

《傷寒論今釋》為陸淵雷為醫校講授所作，全書共分八卷，集先賢與各醫家之觀點於大成，附以自身研究心得，並結合西方醫學之說，融會貫通，為近代研究《傷寒論》相當重要之參考書籍之一。

主編 陳冠婷 丁亥年

傷寒論今釋卷五

川沙　陸彭年淵雷　撰述

傷寒服湯藥。下利不止。心下痞鞕。服瀉心湯已。復以他藥下之。利不止。醫以理中與之。利益甚。理中者。理中焦。此利在下焦。赤石脂禹餘糧湯主之。復不止者。當利其小便。

傷寒服湯藥。誤下之。下利不止。心下痞鞕者。乃甘草瀉心湯證也。服湯已。病證不盡除者。是藥力未足之故。而醫者不知。以爲瀉心不中。與乃復以他藥下之。一誤再誤。腸胃遂虛。下利不止。至是醫亦知其虛。乃以理中湯與之。豈知下利益甚。理中固治心下痞鞕而下利者。今服湯而利益甚。何也。蓋理中所治者。中焦虛寒。小腸吸收障礙之病。此則再三誤下。直腸滑脫所致。是利在下焦。非理中所主也。當與赤石脂禹餘糧湯。澀滑固脫。庶幾中病。若服湯仍不止者。必因腎臟機能障礙。水分不得排泄。腸部起代償性下利之故。故當利其小便。

錢氏云。謂之益甚者。言藥不中病。不能止而益甚。非理中有所妨害而使之益甚也。

汪氏云。利其小便。仲景無方。補亡論常器之云。可五苓散。尾臺氏云。若欲利其小便。可撰用猪苓湯眞武湯。淵雷案。凡水瀉。於對證方中加利小便藥。取效尤速。不須固澀。不應後用之。又葛根湯發汗。能治合病下利。蓋水瀉之病。苦於腸管內水分太多。發汗利小便。皆直接祛水。間接治水瀉。是亦一種誘導法。此理甚淺顯。而西醫不知。

元堅云。此條設法禦病。就變示例。言誤下之後。下利不止者。有冷熱不調。宜用瀉心者。又有胃氣虛寒。宜用理中者。又有下焦滑脫。宜用收澀者。又有泌別不職。宜用滲利者。證有數等。不可一概也。

赤石脂禹餘糧湯方

赤石脂一斤碎　太一禹餘糧一斤碎

右二味。以水六升。煮取二升。去滓。分溫三服。

幼科發揮云。下利自大腸來者。則變化盡成屎。但不結聚。所下皆酸臭。宜禹餘糧湯。（即本方）

內科摘要云。赤石脂禹餘糧湯。治大腸腑發欬。欬而遺屎。淵雷案。舊說有五臟六腑之欬。皆以其兼見證而分隸於腑臟。因欬遺屎。可見直腸滑脫。本方治其滑脫。非治其欬也。

方極云。赤石脂禹餘糧湯。治毒在臍下而利不止者。方機云。下利。小便不利者。小腹痛。小便不利。若下利者。

百疢一貫云。有滑腸之證。續自下利。腸胃失其常職者。此證非有病毒。以臍下微痛爲目的。宜赤石脂禹餘糧湯。

類聚方廣義云。赤石脂禹餘糧湯。治腸澼滑脫。脈弱無力。大便粘稠如膿者。若腹痛乾嘔者。宜桃花湯。又二方合用亦妙。

成氏云。本草云。澀可去脫。石脂之澀。以收斂之。重可去怯。餘糧之重。以鎭固之。柯氏云。甘薑參朮。可以補中宮火氣之虛。而不足以固下焦脂膏之脫。此利在下焦。未可以理中之劑收功也。然大腸之不固。仍責在胃。關門之不緊。仍責在脾。此二味皆土之精氣所結。能實胃而澀腸。蓋急以治下焦之標者。實以培中宮之本也。要之。此證是土虛而非火虛。故不宜於薑附。若水不利而濕甚。復利不止者。則又當利其小便矣。凡下焦虛脫者。以二物爲本。參湯調服。最效。淵雷案。本草有禹餘糧。又有太一禹餘糧。各爲一種。而治效略同。本方方名無太一字。方中有之。玉函成本方中亦無太一字。蓋用禹餘糧爲是。

傷寒吐下後發汗。虛煩。脈甚微。八九日心下痞鞕。脇下痛。氣上衝咽喉。眩冒。經脈動惕者。久而成痿。

元堅云。此條亦是苓桂朮甘湯證。而經日失治者也。蓋虛煩是陽虛所致。與建中之煩相近。而與梔豉之虛煩不同。

方氏云。此申苓桂朮甘湯而復言失於不治則致廢之意。彼條脈沈緊。以未發汗言也。此條脈甚微。以已發汗言也。經脈動。卽動經之變文。惕卽振振搖也。大抵兩相更互發明之詞。

尤氏云。心下痞鞕。脇下痛。氣上衝咽喉。眩冒者。邪氣搏飲。內聚而上逆也。內聚者不能四布。上逆者無以逮下。夫經脈者。資血液以爲用者也。汗吐下後。血液所存幾何。而復搏結爲飲。不能布散諸經。今經脈既失浸潤於前。又不能長養於後。必將筋膜乾急而攣。或樞折脛縱而不任地。如內經所云脈痿筋痿之證也。故曰久而成痿。

張氏集註云。痿者。如委棄而不爲我用之意。

魏氏云。此條證。仍用茯苓桂枝白朮甘草湯。或加附子倍加桂枝爲對也。

淵雷案。八九日以下十五字。金鑑以爲與上下文義不屬。必是錯簡。山田氏以爲十棗湯及瓜蔕散條文錯亂入此。夫心下痞鞕（宜與人參證有辨）脇下痛。卽金匱痰飲篇之胸脅支滿。氣上衝咽喉。卽六十九條之氣上衝胸。爲胃有蓄水而上逆之候。而苓桂朮甘所主也。金鑑及山田氏疑之。過矣。又此條之證。經脈動惕者。宜從魏氏之說。用苓桂朮甘倍桂枝加附子。若既成痿者。則宜從補亡論郭白雲之說。用振痿湯。

傷寒發汗。若吐若下。解後。心下痞鞕。噫氣不除者。旋復代赭湯主之。

劉棟云。傷寒發汗。若吐若下。其證解後。心下痞鞕而噫氣者。生薑瀉心湯之主也。雖服湯。噫氣仍不除者。旋復代赭石湯主之。

淵雷案。本方及半夏生薑甘草三瀉心湯之證。皆非外感卒病。本條云解後。生薑瀉心條云。汗出解之後。可見也。故傷寒方非專爲傷寒而設。亦有雜病方存焉。本方與三瀉心。同主痞鞕。而三瀉心重在雷鳴。本方則重在噫氣。三瀉心腸胃有炎症。故用芩連。本方無炎症。故不用芩連。昔賢謂瀉心虛實相半。本方純乎虛。有以也。

旋復代赭湯方

旋復花三兩　人參二兩　生薑五兩　代赭一兩

甘草三兩炙　半夏半升洗　大棗十二枚擘

右七味。以水一斗。煑取六升。去滓再煎取三升。溫服一升。日三服。

方極云。旋覆花代赭石湯治心下痞鞕。噯氣不除者。

治療雜話云。此方亦治心下痞鞕。大便祕。噫氣不除者。然三黃瀉心湯治熱祕。此方治虛祕。須當切記。至於反胃噎膈。則屬不治之證。當及其元氣尙未大虛時。用順氣和中加牡蠣。若因大便久祕。用大黃甘草湯通之。雖一時寬快。反傷元氣。其大便祕而吐食者。脾胃大虛。虛氣聚於心下也。此時不宜與大黃劑。若取快一時。反促命期。宜用此方。以代赭石鎭墜虛氣之逆。半夏旋覆花逐飲爲妙。此非余之創論。周揚俊曰。此方治反胃噎食氣逆不降者。神效。余歷試數人。果得小效。然畢竟不治。傷寒論云。噫氣不除。不除字妙。意謂已用生薑瀉心湯。而噫氣不除者。爲虛氣之逆。宜用此方鎮墜之。古人用字。一字不苟如此。

方函口訣云。此方治生薑瀉心湯證而一等重者。醫學綱目云。病解後。痞鞕噫氣。不下利者此方。下利者生薑瀉心湯。今用於嘔吐諸證。大便祕結者效。下利不止。嘔吐宿水者亦效。既宜於祕結。又宜於下利。妙在不拘表裏。案此句義不明瞭又治噦逆屬水飲者。

活人書云。有旋復代赭石證。其人或欬逆氣虛者。先服四逆湯。胃寒者先服理中丸。次服旋復代赭湯爲良。

周氏云。旋覆花能消痰結軟痞。治噫氣。代赭石止反胃。除五臟血脈中熱。健脾。乃痞而噫氣者用之。誰曰不宜。於是佐以生薑之辛。可以開結也。半夏逐飲也。人參。補正也。甘草大棗益胃也。予每借之以治反胃噎食。氣逆不降者。靡不神效。

寓意草云。治一人膈氣。粒食不入。始吐清水。次吐綠水。次吐黑水。次吐臭水。案當是腸梗阻呼吸將絕。一晝夜。先服理中湯六劑。不令其絕。來早轉方。一劑而安。金匱有云。噫氣不除者。旋覆代赭石湯主之。吾於此病分別用之者有二道。一者以黑水爲胃底之水。此水且出。則胃中之津久已不存。不敢用半夏以燥其胃也。一者以將絕之氣止存一系。以代赭墜之。恐其立斷。必先以理中分理陰陽。使氣易於降下。然後代赭得以建奇奏勳。乃用旋覆花一味煎湯。調代赭石末二匙與之。纔入口。即覺其轉入丹田矣。但困倦之極。服補藥二十劑。將息二月而愈。

下後。不可更行桂枝湯。若汗出而喘。無大熱者。可與麻黃杏子甘草石膏湯。

玉函下後作大下以後。杏子作杏仁。此條釋在太陽中篇六十五條。彼云發汗後。此云下後者。明用藥從當前之證候。不拘汗後下後也。

山田氏云。此與前六十五條全同。惟下後作發汗後爲異。已張志聰以爲重出衍文。其說極是。今從之。何者。本篇自前百三十七條至後百七十五條。率以屬痞之證。駢列而論。而此條獨不及此。茲知重出無疑。當刪之。

太陽病。外證未除而數下之。遂協熱而利。利下不止。心下痞鞕。表裏不解者。桂枝人參湯主之。

程氏云。太陽病。外證未除而數下之。表熱不去。而裏虛作利。是曰協熱。桂枝行陽於外以解表。理中（卽人參湯）助陽於內以止利。陰陽兩治。總是補正令邪自卻。協熱而利。向來俱作陽邪陷入下焦。果爾。安得用理中耶。利有寒熱二證。但表熱不罷者。皆爲協熱利也。

錢氏云。表不解者。以外證未除而言也。裏不解者。以協熱下利心下痞鞕而言也。

山田氏云。協。玉函脈經俱作挾。挾爲正字。挾熱者。乃內寒挾外熱之謂。其謂之挾者。示寒之爲急也。先輩不知。皆以協字本義解之。協乃互相和同之謂。寒熱冰炭。豈有互相和同之理乎。可謂妄矣。

淵雷案。此條是誤下太陽。表熱不陷。亦不解。徒令腸胃虛寒。而加下利者也。虛寒下利爲太陰證。人參湯爲太陰主方。裏有太陰證。外有太陽證。故主桂枝人參湯。

協熱之義。程氏山田氏所釋是也。

桂枝人參湯方

桂枝四兩別切　甘草四兩炙　白朮三兩　人參三兩　乾薑三兩

右五味。以水九升。先煑四味。取五升。內桂更煑。取三升。去滓溫服一升。日再夜一服。

別切。玉函全書成本並作去皮。取五升下。玉函亦有去滓二字。

方極云。桂枝人蔘湯。治人蔘湯證心下痞鞕小便不利或急迫或胸中痺者而上衝急迫劇者。

方機云。表裏有熱。案此句可商下利。心下痞鞕者。兼用太蔟。痢病發熱惡寒。心下痞鞕者。兼用紫圓。

方輿輗云。初起泄瀉痢疾混同者。或泄瀉一兩日。膿血下。遂爲痢者。宜用此方。是試用之方也。

類聚方廣義云。頭痛發熱。汗出惡風。支體倦怠。心下支撐。水瀉如傾者。夏秋之間多有之。宜此方。按人參湯主吐利。此方主下利有表證者。又云。素有之裏寒。挾表熱而下利不止。主以桂枝人參湯者。以桂枝解表。朮乾薑蠲寒飲。止下利。人參解心下痞鞕。甘草緩其急。加損一味。不得古方之簡約而得其妙如此。

吳氏云。桂枝辛香。經火久煎。則氣散而力有不及矣。故須遲入。凡用桂枝諸方。俱當依此爲例。用肉桂。亦當臨用去粗皮。切碎。俟羣藥煎好。方入。煎二三沸。卽服。淵雷案。凡芳香之藥。其主成分爲各種揮發油。故藏庋須密塞其器。煎煑不可過久。否則有效成分揮散盡矣。時師用薄荷。猶知遲入。獨於桂枝。乃有僅用一分。泡湯以煎藥者。等於弗用而已。

發祕云。此方也。卽人參湯增甘草一兩。加桂枝四兩者。故名曰桂枝人參湯。其不云人參加桂枝者。以其所加不翅桂枝也。猶四逆加茯苓人參。名曰茯苓四逆也。一說云。桂枝人參湯。茯苓四逆湯類。亦是古方。非仲景氏所新加者。故不稱桂枝加人參湯四逆加茯苓湯。以示其爲古方也。亦頗有理。

傷寒大下後。復發汗。心下痞。惡寒者。表未解也。不可攻痞。當先解表。表解乃可攻痞。解表宜桂枝湯。攻痞宜大黃黃連瀉心湯。

活人書云。大氏結胸與痞皆應下。然表未解者。不可攻也。柯氏云。心下痞。是誤下後裏證。惡寒是汗後未解證。裏實表虛。內外俱病。皆因汗下倒施所致。表裏交持。仍當遵先表後裏。先汗後下正法。蓋惡寒之表。甚於身疼。心下之痞。輕於清穀。與救急之法不同。淵雷案。傷寒之傳變。由表入裏。故治法當先解表。後攻裏。惟中氣虛寒。不能抵抗病毒者。則當先溫裏。後解表。中篇九十五條。下利清穀。身疼痛。是四逆證與桂枝證併發。四逆爲急。桂枝爲緩。故先以四逆溫裏。後用桂枝解表。此條是瀉心證與桂枝證併發。其緩急不殊。而表未解者不可攻裏。故先用桂枝。後用瀉心也。

尾臺氏云。此條心下痞之下。疑脫頭痛發熱身疼痛等一二證。否則與附子瀉心證。似無差別。惟忠云。附子瀉心證云。心下痞而復惡寒汗出。此證祇同唯無汗出字已。按例云。發熱惡寒者。外未解也。此證疑脫發熱二字也。不然。則附子瀉心證何別。淵雷案。二君之說並是也。發熱而惡寒。故用桂枝解表。無熱而惡寒。故用附子溫裏。是此條證與附子瀉心證之所以異也。龐氏總病論及錢氏溯源集等。並謂此條證無汗。附子瀉心證汗出。抑思汗出惡風。是桂枝本證。今以無汗爲桂枝之候。非也。

傷寒發熱。汗出不解。心下痞鞕。嘔吐而下利者。大柴胡湯主之。

心下。趙刻本作心中。今據玉函成本改。

錢氏云。此條亦不由誤下。乃自表傳裏之痞也。

山田氏云。此章下利之上。似脫不字。當補之。此章特稱不下利者。蓋對前條桂枝人參湯甘草瀉心湯生薑瀉心湯赤石脂禹餘糧湯諸證。皆有痞鞕且下利言之。言傷寒發汗後。唯惡寒罷。而發熱不爲汗解。心下痞鞕。嘔吐而不下利者。此爲熱邪內攻爲實。蓋少陽陽明併病也。故與大柴胡湯下之則愈。大抵痞證。率屬心氣自結。而不關外來之邪。但此一條。是爲外邪入裏。心氣爲之鬱結。故不用瀉心。而取大柴胡。其因不同也。又按。此證既有痞鞕而不作結胸者。以其人原無停飲故也。又按。金鑑指傷寒發熱汗出不解八字。以爲表仍未已。非也。汗出者。謂發之得汗。非自汗之謂。生薑瀉心條傷寒汗出解之語。可見矣。不解者。謂病之不解。非表不解之謂。芍藥甘草附子湯及茯苓四逆湯條病不解之語。可見矣。

湯本氏云。嘔吐而下利。明嘔吐爲主。下利爲客也。傷寒傳變。經緩慢之次序者。則由表證而小柴胡。而大柴胡。本條證則不然。乃由表證直轉入大柴胡證。故爲本方證之最劇者。余之經驗。凡因暴飲暴食。而致急性胃腸加答兒。大腸加答兒赤痢等證者。應用本方之機會極多。

淵雷案。金鑑改下利爲不利。考之本論通例。凡云不利者。皆以小便言之。且必冠小便二字。未有單云不利者。金鑑之改。文例不合。山田氏駁之是矣。其謂下利之上當補不字。則仍未是。何以言之。若謂不下利爲下證。則下證當爲不大便。或大便難。今僅云不下利。猶之清便自調耳。未得爲下證也。若謂下利爲禁下之證。大柴胡下劑而云下利。故知脫不字。則尤不然。下利儘多可下者。但當辨其寒熱虛實耳。且本條不舉不大便而舉下利。亦自有故。夫不大便之用下劑。粗工所優爲。無須詔告。惟下利之可下者。往往遲疑失下。故仲景於此叮嚀也。雖然。下利之寒熱虛實。於何辨之。一曰辨之於腹。證腹鞕滿拒按。臍下熱者。陽證可下。腹不滿。或雖滿而輭。不拒按。臍下清冷者。陰證不可下。二曰辨之於屎。屎色焦黃而熱臭。或於稀薄水中雜小結塊。或下清水。色純青者。皆陽證。可下。屎色淡黃。或白。或青黑。或完穀不化。或如米泔汁。其氣不甚臭。或臭如魚腥者。皆陰證。不可下。三曰辨之於小便。小便赤澀者。陽證可下。清白不澀者。陰證不可下。更參以脈舌氣息好惡。雖不能洞垣一方。亦可以十得八九。

芳翁醫談云。一婦人。妊娠數月。適當夏月。下利嘔噦。噯氣不已。諸醫踟躕。家人狼狽。無以救療。尋發暈昏睡。乃以熨斗盛炭火。以釅醋注火上。熏患婦之鼻。別作大柴胡湯服之。暈卽止。熟睡而安。

病如桂枝證。頭不痛。項不强。寸脈微浮。胸中痞鞕。氣上衝喉咽。不得息者。此爲胸有寒也。當吐之。宜瓜蔕散。

寸脈微浮。巢源作其脈微。喉咽。玉函成本並作咽喉。此爲胸有寒。千金作此以內有久痰。

病如桂枝證。謂發熱汗出惡風而上衝也。然頭不痛。項不强。脈不陰陽俱浮。而但寸脈微浮。則非眞桂枝證矣。胸中痞鞕者。病毒在上。爲上實之證也。氣上衝喉咽不得息者。痰涎湧逆。亦知正氣欲驅病毒使上出。故宜瓜蔕散。因其勢而吐之。胸有寒。謂痰也。千金可證。古者無痰字。本論或謂之寒。或謂之邪。（厥陰篇三百五十九條）金匱或謂之濁。（皂莢丸條）或謂之濁唾。（桔梗湯條桔梗白散條）或謂之涎沫。（桂枝去芍藥加皂莢湯條）皆今之所謂痰也。至金匱之痰飮。乃淡飮之譌。今人以飮爲痰。非也。詳金匱今釋。

汗吐下爲攻病三大法。仲景書中汗下之方至多。吐法惟瓜蔕散一首。善用吐法者。戴人而後。亦少嗣響。蓋吐法之不講久矣。今略舉可吐不可吐。及吐後調理諸法。雖不能盡吐法之要。亦可當三隅之助。

張子和云。欬嗽痰厥。涎潮痺塞。口眼喎邪。半身不遂者。當吐之。又云。上喘中滿。酸心腹脹。時時作聲。痞氣上下不宣暢者。當吐之。又云。赤白帶下。（加古坎云。古謂腸垢痢爲帶下。乃後世所謂痢疾者是也）或白物如脂。獨聖散（瓜蔕一味）主之。婦人汚濁水不止者。亦同此方。又云。小兒三五歲。或自七八歲至十四歲。發驚搐搦。涎潮如拽鋸。不省人事。目瞪喘急將死者。可吐之。又云。所謂癲癇者。可數吐之。

永富獨嘯庵云。古人謂病在膈上者吐之。是爲用吐方之大表。然其變不可勝數。若非沈研久而經事多。則難得而窮詰。約而言之。胸中有停痰宿水。爲諸證者。禁口痢。水藥不得入口者。五十以裏。偏枯痰涎。胸滿而腹氣堅實者。龜胸龜背者。黃疸煩喘欲吐者。皆可吐之。狂癇者可數吐之。淋疾諸藥不效者。宜詳其證而吐之。

反胃諸嘔最宜吐。諸氣疾。諸積聚。心下痞鞕。臟腑上逼者。問其生平。無吐血欬血衄血之患者。悉可吐之。後服瀉心方數十日。喘息初發。暨未發者。按其腹脈。知腹氣堅實。則吐之。後服瀉心湯小承氣湯之類數十日。灸數千壯。傷寒用承氣湯不下者。吐了再下。月事積年不下。心下痞鞕。抵當諸藥不驗者。吐了再服。口吐大便者。（案當是腸梗阻西醫須用外科手術）先吐之。後服附子瀉心生薑瀉心半夏瀉心之類數日。痿躄初發。暨欲發者。按其心下。痞則吐之。後視所宜服藥。傷寒用吐法。不可過二三回。得一快吐即止。用瓜蔕不過三分五分。其治一逆。則急者促命期。緩者爲壞證。凡用吐方之法。先令病人服吐劑。安臥二時間許。勿令動搖。若動搖而吐速。則但吐藥汁。藥氣不及透徹病毒也。待胸中溫溫。上迫咽喉。乃令病人跂足蹲坐。（案我華坐椅則張膝可也）前置吐盆。一人自後抱持之。以鳥羽探咽中。則得快吐。如此三四回或五六回。凡須數吐之證。每隔五六日或七八日。如法吐之。終則吐粘膠汚穢之物。而後其病乃盡。凡服吐劑至欲吐時。先飲沸湯一碗。則易吐。既吐後。暫令安臥休息。更飲沸湯取吐。數次而後。與冷粥或冷水一碗。以止之。諸緩慢證宜吐者。先用烏頭附子之劑。以運動其鬱滯之毒。時時用瓜蔕散吐之。

鐵樵先生云。凡爲病日淺。正氣未虛。邪熱內攻。胃不能容。生理起反應而嘔者。皆可吐也。其要點在病須陽證。正氣未虛。否則禁吐。此爲鄙人歷數十次經驗。無一或誤者。用以治嬰兒之病。奏效尤捷。而無流弊。○以上可吐法

永富獨嘯庵云。病者在牀蓐者。（案猶言病人困頓者）不可吐。凡腹氣虛者。決不可用吐方。凡危急短氣太甚者。平居患吐血者。或其證候有血證者。決不可用吐方。若犯之。則促其命期。初學遇妊娠產後痰血欬血黴毒血崩亡血虛家。暨年過六十者。不可吐。

○以上不可吐法

又云。論曰。傷寒吐後。腹脹滿者。與調胃承氣湯。夫古今用吐方之人。吐後必用通和之劑。戴人用舟車丸。（河間方黑牽牛大黃甘遂大戟芫花青皮橘紅木香檳榔輕粉）奧村氏用瀉心湯。吾黨於吐後。雖無腹脹之證。必用調胃承氣湯。以通和其逆氣。凡用吐方後。精神昏冒者。宜服瀉

心湯。吐中或吐後。煩躁脈絕。不知人事。四肢厥逆者。勿駭。是乃瞑眩也。以冷水潠面。或飲之。則醒。或以冷水和麝香飲之。亦佳。吐中有死黑血者佳。若有眞生血者危。急宜用麝香。以消其藥毒。語曰。瓜苗聞麝香卽死。吐後三五日內。當調飲食省思慮。不可風。不可內。不可勞動。○以上吐後調理

瓜蔕散方

瓜蔕（一分熬黃）　赤小豆（一分）

右二味。各別擣篩。爲散已。合治之。取一錢匕。以香豉一合。用熱湯七合。煑作稀糜。去滓。取汁和散。溫頓服之。不吐者。少少加。得快吐乃止。諸亡血虛家。不可與瓜蔕散。

外臺秘要云。張文仲瓜蔕散。主傷寒胸中痞塞。宜吐之方。瓜蔕赤小豆各一兩。右二味。擣散。白湯服一錢匕。取得吐。去病差止。

又云。范汪療傷寒及天行瓜蔕散吐方。（卽文仲方）右二味。擣作散。溫湯二合。服一錢匕。

藥下便臥。若吐便且急忍也。候食頃不吐者。取錢五匕散。二合湯和服之。便吐矣。不吐。復稍增。以吐爲度。吐出青黃如菜汁者五升以上爲佳。若吐少病不除者。明日如前法復服之。可至再三。不令人虛也。藥力過時不吐。服湯一升。助藥力也。吐出便可食。無復餘毒。若服藥過多者。益飲冷水解之。

古今醫統引丹溪云。小兒急驚風熱。口瘡。手心伏熱。痰嗽痰喘。並用湧法。重則用瓜蔕散。輕則用赤小豆苦參末。

奇效良方云。瓜蔕散。治風癲。宜服此藥吐之。

方極云。瓜蔕散。治溫溫欲吐者。（案說本少陰篇三百二十八條）

方機云。治胸中痞塞。上衝咽喉不得息者。手足厥冷。心中煩滿。饑不能食者。心中溫溫欲吐。又不能吐。手足厥冷者。

雉間煥云。瓜蔕散。眞心痛。眞頭痛。及產後鬱冒。忽暈絕者。並胸痺。皆主之。或舌疽。或結毒入眼。及黃疸。耳鳴。又瘧疾。骨蒸。若一切癎疾。結在上部而胸中滿者。皆宜此方。又大頭痛有時發者。發時卽服之有效。

淵雷案。據日人猪子氏之說。瓜蔕雖爲有毒之藥。然服後並不吸收。祇刺激胃腸粘膜。故無中毒之患。惟服之過量。則引起急性胃腸炎。使吐利不止。故一次所服。不得逾六分五釐。云。采集之法。須於瓜未熟時采之。新采味苦者良。若瓜熟而采。或陳久失味者。不效。又案大觀政和本草。但稱瓜蔕。寇宗奭始指爲甜瓜蔕。李時珍從之。甜瓜種類至多。黃金瓜之類。皆是。而吉益氏自云。試甜瓜蔕無寸效。須梯瓜青瓜。疑吉益氏所試者。是熟瓜之蔕。故味不苦而無效耳。瓜蔕須生采而采蔕棄瓜。蒔瓜人所不願。故今之賣藥者多不備。代以南瓜蔕。亦效。赤小豆本草所載及今人用法。皆以爲利水消腫。排膿散血之藥。不能催吐。仲景書中用赤小豆之方。麻黃連軺赤小豆湯。治傷寒瘀熱在裏。身必發黃。赤小豆當歸散。治狐惑膿已成者。又治下血先血後便。皆取其利水散血。瓜蔕散催吐之方。而佐以赤小豆。未知其審。用香豉者。胸中懊憹結痛故也。張子和不用豉。加人參甘草。虀汁調下。吐不止者。用煎麝香湯。瓜苗聞麝香卽死。所以立解云。

生生堂醫談云。大津布施町淨宗寺之妹。年二十許。狀如癲癇。卒倒不省人事。少頃自蘇。年發四五次。病起幼年。百治不效。予用瓜蔕末五分。以虀汁送下。吐粘痰一升餘。臭不可言。病頓愈。爾後不復發。

又云。予妹患喘多年。與吐劑一次而愈。不復發。

又云。城州梅端眞休寺住持。有癇症。發則亂言。或欲自縊。且足攣急。難以行步。來請治。予曉以非吐劑莫治。而僧侶沮之。不肯服。乃請治於他醫。醫與四逆散加吳茱萸牡蠣。半年。無寸效。於是再來請治。予則用瓜蔕赤小豆末。以虀汁服之。吐粘痰許多。癇不復發。足攣急頓治。住持甚悅。行歌相贈。

生生堂治驗云。井筒屋喜兵衛之妻。發狂癇。發則把刀欲自殺。或欲投井。終夜狂躁不眠。間則脫然謹厚。勤於女紅。先生與瓜蔕散一錢二分。湧吐二三升。更服白虎加人參湯。遂不再發。

又云。丹波屋九兵衛。年三十。遍身麻木。目不能視。口不能言。其人肥大而好酒。先生診之。脈澀不結。心下急。喜嘔。卽令飲三聖散瓜帶防風藜蘆六分。不吐。反暴瀉五六次。越三日又服。吐出可三升許。自是目得見。口得言。兩手亦漸得動。後與桃花湯百餘帖而全已。

又云。桔梗屋某之僕。年二十。晚飯後。可半時。卒然腹痛。入於陰囊。陰囊挺脹。案當是赫爾尼亞其痛如刻。身爲之不得屈伸。闔闔悶亂。叫喊振伏。急迎先生診之。其脈弦三五動必有一止。四肢微冷。腹熱如燔。囊大如瓜。按之石鞕。病者昏憒中愀然告曰。心下有物。如欲上衝咽者。先生聞之。釋然撫掌謂之曰。病可救也。以瓜蔕散一錢。吐出寒痰一升餘。次與紫圓三分。瀉五六行。至夜半得熟睡。明日病若失。

又云。北野屋太兵衛之妻。年五十。胸痛引小腹。跪臥支持。猶不堪其苦。初一醫與藥。反嘔逆。遂藥食不下。又以爲脾虛。與歸脾湯及參附之類。疾愈篤。師卽與瓜蔕散五分吐之。翌日。與梔子豉加茯苓湯。數旬而瘥。

又云。一男子。胸膈痞滿。惡聞食氣。動作甚嬾。好坐臥暗所。百方不驗者半歲。先生診之。心下石鞕。脈沈而數。卽以瓜蔕散吐二升餘。乃瘥。

又云。綿屋彌三郎之妻。善笑。凡視聽所及。悉成笑料。笑必捧腹絕倒。甚則脇腹弔痛。爲之不得息。常自以爲患。請師治之。卽與瓜蔕散吐二升餘。遂不再發。

又云。一婦人。年三十餘。每交接則小腹急痛。甚則陰門出血。而月事無常。腹診脈象。亦無他異。醫藥萬方。一不見效。先生曰。所謂病在下者。當吐之於上。乃與瓜蔕散六分。吐粘痰升許。迄更與大柴胡湯。緩緩下之。後全差。

病脅下素有痞。連在臍傍。痛引少腹。入陰筋者。此名藏結。死。

玉函脈經。病下並有者若二字。入陰筋。並作入陰俠陰筋。

漫游雜記云。一男子。病腹痛。苦楚不可堪。四肢厥冷。額上生汗。脈沈遲。食飲則吐。按其腹。痛連胸脇。遶臍入陰筋。鞕滿難近手。諸醫畏縮而歸。余曰。是寒疝。應不死。作附子瀉心與之。夜死。余不知其故。沈思數日。偶讀傷寒論。其所謂藏結也。余當時汎然不精思。誤鑒如此。噫呼。讀傷寒論十五年。甚哉事實難周。

淵雷案。脇下之痞。連在臍傍。蓋所謂積聚（參看金匱五藏風寒積聚篇）之類。乃素有之宿疾也。痛引少腹。下入陰筋。則新起之卒病。陰筋謂睪丸之系也。程氏以爲新得傷寒。誤行攻下。邪氣入裏。與宿積互結所致。要是新病引動宿疾而成。不必因誤下傷寒矣。名爲藏結者。謂其藏氣結塞而不通也。藏結之病。愚未嘗經驗。據漫游雜記所載。乃與厥陰篇冷結在膀胱關元（三百四十四條）相類。此非急性熱病之兼變證。但以脇下有痞。故類列於此耳。

丹波氏云。案藏結補亡論王朝奉刺關元穴。非也。汪氏云。宜用艾灸之。蘊要曰。灸氣海關元穴。宜人參三白湯加乾薑。寒甚者加附子。全生集曰。灸關元。與茱萸四逆加附子湯。以上宜撰用。

淵雷案。以上十九條。皆論痞鞕一類。

傷寒若吐若下後。七八日不解。熱結在裏。表裏俱熱。時時惡風。大渴。舌上

乾燥而煩。欲飲水數升者。白虎加人參湯主之。

汪氏云。時時惡風者。乃熱極汗多不能收攝。腠理疎。以故時時惡風也。

山田氏云。此條陽明病淺證。未至胃實者。所謂陽明者。汗出多而渴。是也。本當在陽明篇中。以下二章及百八十四條皆然矣。熱結在裏表裏俱熱八字。是因時時惡風以下。是證也。此傷寒表邪熾盛。不爲發汗若吐若下。解入裏而結（案此句頗有語病）者也。雖然未至成胃實。故其熱熏蒸於表裏。使人且熱且渴也。其致時時惡風者。亦復以未成結實故也。蓋此條時時惡風。與次條背微惡寒。皆因內熱熏蒸。汗出肌疎所致。是以不常而時時。不顯然於全身而徵於背。其非表不解之惡風寒。可知也。亦猶陽明之腹滿常痛。與太陰之腹滿時痛之異也。成無己方有執諸人。皆指時時惡風以爲表未除。非也。後百七十八條云。其表不解者。不可與白虎湯。渴欲飲水。無表證者。白虎加人參湯主之。可見其非表不解之惡風寒矣。

淵雷案。白虎湯證。爲造溫機能散溫機能兩皆亢盛。而散溫不敵造溫之多。故表裏俱熱。汗出而煩渴。說在太陽上篇。人參之加。前注皆以爲傷津液之故。蓋以發汗若吐下爲傷津液之原因。以煩渴引飲爲傷津液之證候也。然白虎加人參湯證。本論中共四條。其二條並無汗吐下之因。一條但言大汗出。金匱暍病篇一條。亦未經汗吐下。且煩渴引飲。本是白虎湯證。未可以此爲用人參之標準也。今考仲景之用人參。凡有三種目的。其一爲胃機能衰弱。理中瀉心之類是也。其二爲强心復脈。通脈四逆炙甘草之類是也。其三爲傷津液。人參白虎竹葉石膏之類是也。三者皆以心下痞鞕爲候。故吉益氏方極云。白虎加人參湯治白虎湯證而心下痞鞕者。自有此說。而人參白虎之用法。有一定標準矣。又案此條及下二條。脈經千金千金翼外臺並作白虎湯。不加人參。然此三條承上文痞鞕而來。其證當脫痞鞕。其方當有人參也。

白虎加人參湯方

知母六兩　石膏一斤碎　甘草二兩炙　人參二兩　粳米六合

右五味。以水一斗。煑米熟湯成去滓。溫服一升。日三服。此方立夏後立秋前乃可服。立秋後不可服。正月二月三月。尚凜冷。亦不可與服之。與之則嘔利而腹痛。諸亡血虛家。亦不可與。得之則腹痛利者。但可溫之當愈。

方及方解用法。已見第一卷中。人參作三兩。玉函同。彼無此方立夏以下六十二字。此六十二字。非仲景原文。而玉函千金千金翼外臺並載之。故姑存弗刪。內臺方議。問曰。活人書云。白虎湯惟夏至發可用。何耶。答曰。非也。古人一方對一證。若嚴冬之時。果有白虎湯證。安得不用石膏。盛夏之時。果有眞武湯證。安得不用附子。若老人可下。豈得不用硝黃。壯人可溫。豈得不用薑附。此乃合用者必需之。若是不合用者。强而用之。不問四時。皆能爲害也。

傷寒無大熱。口燥渴。心煩。背微惡寒者。白虎加人參湯主之。

白虎證本表裏壯熱。汗出。不惡寒。反惡熱。然因皮膚儘量放散體溫之故。其肌表之熱。有時反不如麻黃證大青龍證之盛。此條與麻杏甘石湯條皆云無大熱。蓋謂肌表之熱不甚壯。非謂病之性質無大熱也。故身熱汗出煩渴。脈洪大浮滑。不惡寒反惡熱者。白虎之正證。其有時時惡風。或背微惡寒者。則爲例外之證。所以然者。汗出肌疎。且體溫與氣溫相差過遠。故時或洒然而寒。與太陽之惡寒自異也。此條所云。乃不完具之白虎證。若津液過傷。心下痞鞕者。則加人參

傷寒類方云。此亦虛燥之證。微惡寒。謂雖惡寒而甚微。又周身不寒。寒獨在背。知外邪已解。若大惡寒。則不得用此湯矣。

金鑑云。傷寒身無大熱。不煩不渴。口中和。背惡寒。附子湯主之（少陰篇三百八條）者。屬少陰病也。今傷寒身無大熱。知熱漸去表入裏也。口燥渴心煩。知熱已入陽明也。雖有背微惡寒一證。似乎少陰。但少陰證口中和。今口燥渴。是口中不和也。背惡寒非陽虛惡寒。乃陽明內熱熏蒸於背。汗出肌疎。故微惡之也。

傷寒脈浮發熱無汗。其表不解者。不可與白虎湯。渴欲飲水。無表證者。白

虎加人參湯主之。

其表不解者。趙刻本脫者字。今據成本玉函外臺補。脈浮發熱而無汗。則散溫機能不亢盛。故不可與白虎湯。表不解。謂有惡寒頭痛身疼等證也。此處戒人不可與白虎湯。必有疑似白虎證而誤與者。殆以其人煩渴之故。然煩渴無汗。表不解者。是大青龍證。非白虎證。必也渴欲飲水而無表證者。然後可與白虎。又加心下痞鞕者。然後可與白虎加人參湯。傷寒類方云。無汗二字最爲白虎所忌。

以上三條。論白虎加人參湯之證。承上文痞鞕諸證而來。可見本證必有心下痞鞕也。

太陽少陽併病。心下鞕。頸項強而眩者。當刺大椎肺俞肝俞。愼勿下之。

玉函。太陽下有與字。鞕作痞堅二字。凡本論鞕字玉函俱作堅大椎下有一間二字。

此條與百五十條。皆論太少併病。而用刺法者。蓋古有此法。叔和以攙入本論。非仲景法也。百五十條所舉諸證。有太陽。有少陽。此條所舉。則皆少陽證。少陽柴胡證之頸項強。與太陽葛根證之頸項強痛異。說在中篇百四條。成氏方氏皆以頸項強爲太陽證。非也。又百五十條戒發汗。云發汗則讝語脈弦。此條戒下。而不言誤下之變證。考百五十八條云。太陽少陽併病。而反下之。成結胸。心下鞕。下利不止。水漿不下。其人心煩。卽誤下之變證矣。太少併病兩條。但用刺法。不出主方。實皆柴胡桂枝所主。不刺亦堪取效。餘詳百五十條。

太陽與少陽合病。自下利者。與黃芩湯。若嘔者。黃芩加半夏生薑湯主之。

成氏云。太陽陽明合病自下利。爲在表。當與葛根湯發汗。陽明少陽合病自下利。爲在裏。可與承氣湯下之。二百六十二條 此太陽少陽合病自下利。爲在半表半裏。非汗下所宜。故與黃芩湯。以和解半表半裏之邪。嘔者胃氣逆也。故加半夏生薑。以散逆氣。

山田氏云。併病則兼解二經。合病則獨解其一經。大柴胡湯之於少陽陽明併病。

柴胡桂枝湯之於太陽少陽併病。桂枝加芍藥湯之於太陽太陰併病。皆爾。若夫葛根湯及麻黃湯之於太陽陽明合病。黃芩湯之於太陽少陽合病。白虎湯之於三陽合病。皆獨解其一經者也。蓋以併病者邪勢緩。而合病則邪勢急也耳。按厥陰篇云。傷寒脈遲。六七日。而反與黃芩湯徹其熱。脈遲爲寒。由玆觀之。黃芩湯證。其不惡寒而惡熱脈數者可知矣。小柴胡大柴胡甘草瀉心黃連阿膠四方。皆有心煩。而用黃芩。乃知黃芩湯證亦有心煩矣。況心煩少陽一證。而此條爲太陽少陽合病乎。若夫不用柴胡湯而用黃芩湯者。其病在一二日之間。而未至往來寒熱胸脇苦滿等證故也。蓋受病之始。已有心煩惡熱脈數等候。而兼帶太陽頭痛項强脈浮等證者。黃芩湯主之。如其下利與嘔。不必問有無。

淵雷案。此條見證。惟下利與嘔。方藥亦但治胃腸。可知其病是急性胃腸炎赤痢之類。雖或發熱。非因風寒刺激而起。故不用解表之藥。此本非傷寒六經之病。然本論既以六經標名。黃芩加半夏生薑湯。又卽柴胡桂枝湯去柴胡人參桂枝。就其近似者而命之名。姑謂之太少合病耳。下利不謂之陽明太陰者。以陽明胃實。此則不實。太陰腸寒。此則不寒故也。嘔不謂之少陽者。以少陽主胸脅。此則胸脅不滿故也。蓋六經名義。本由藥證推溯而得。急性熱病。亦非六經所能賅括。後人謂人身本有六經之氣。百病不離乎六經。捕風捉影。徒令國醫學多生荆棘而已。本條舊注。執定太少合病之文。以爲必有發熱頭痛口苦咽乾目眩等證。愚特揭開翳障。自謂有功學者不淺。山田氏謂併病兼解二經。合病獨解一經。其說自辨。然黃芩湯所治。將謂解太陽乎。解少陽乎。又謂黃芩湯之證。不過頭痛項强脈浮數心煩惡熱。其下利與嘔。爲所兼客證。不必問其有無。試問病人不利不嘔而用此方於此等證。果能有效乎。嘔可不問。則半夏生薑之去取。將以何者爲標準乎。弗思甚矣。

黃芩湯方

黃芩三兩　芍藥二兩　甘草炙二兩　大棗十二枚擘

右四味。以水一斗。煑取三升。去滓。溫服一升。日再夜一服。

黃芩玉函作二兩。蓋非。

傷寒六書云。黃芩湯。治發熱口乾鼻燥。能食者。淵雷案。此說太廓落。難從。

拔萃方云。芍藥黃芩湯。本方即治泄利腹痛。或裏急後重。身熱久不愈。脈洪疾。及下痢膿血稠粘。

醫方集解云。仲景之書。一字不苟。此證單言下利。故此方亦單治下利。機要案謂丹溪活法機要用之治熱利腹痛。更名黃芩芍藥湯。潔古因之。案潔古在丹溪前此言誤加木香檳榔大黃黃連當歸官桂。更名芍藥湯。治下痢。仲景此方。遂爲萬世治痢之祖矣。本方除大棗。名黃芩芍藥湯。治火升鼻衄及熱痢。出活人書

方極云。黃芩湯。治下利腹拘急者。類聚方云。當有心下痞。案因君黃芩也腹強急證。案因佐芍藥大棗也

方機云。黃芩湯。治心下痞。自下利者。口苦咽燥。目眩。自下利者。

類聚方廣義云。黃芩湯。治痢疾。發熱腹痛。心下痞。裏急後重便膿血者。宜加大黃。若嘔者。黃芩加半夏生薑湯中加大黃。渊雷案。裏急後重便膿血之痢疾。或爲傳染性赤痢。或爲大腸發炎。炎竈延及直腸。則病人覺裏急後重。此證始起屬實熱者。通常用大黃湯。本氏亦以裏急後重爲大黃去取之候。然病人本苦腹痛。大黃催促腸蠕動。則痛必加劇。愚之治痢。非大實者。不輕用大黃。但於本方中加木香枳實檳榔桔梗（取其排膿）白頭翁等味。取效甚速。又有久利虛衰。宜破故紙訶子肉乾薑白朮黨參等溫補收攝之劑者。愚所經驗。亦有數人。其證始終下膿血而後重。不得以後重而用大黃也。

黃芩加半夏生薑湯方

黃芩（三兩） 芍藥（二兩） 甘草（二兩炙）

大棗（十二枚擘） 半夏（半升洗） 生薑（一兩半一方三兩切）

右六味。以水一斗。煑取三升。去滓。溫服一升。日再夜一服。

證治要訣云。黃芩加半夏生薑湯。治太陽與少陽合病。頭痛腰痛。往來寒熱。胸脅疼痛而嘔。淵雷案。此亦拘泥太少合病之文。推想其證候當如是耳。施之實驗。恐不效。

醫方集解云。黃芩加半夏生薑湯。亦治膽府發欬。嘔苦水如膽汁。淵雷案。欬嘔膽汁。故名膽欬。此方治嘔膽汁。當有效。方中芍藥大棗。亦有平欬之用。然非治欬之主方也。膽欬之名。出素問欬論。而巢源千金。別有十欬之候。其膽欬。謂欬而引頭痛口苦。與素問異。

方極云。黃芩加半夏生薑湯。治本方（謂黃芩湯）證而嘔逆者。

傷寒胸中有熱。胃中有邪氣。腹中痛。欲嘔吐者。黃連湯主之。

成氏云。此傷寒邪氣傳裏。而為下寒上熱也。

程氏云。此等證。皆本氣所生之寒熱。無關干（案干疑于字之誤）表。故著二有字。

金鑑云。傷寒未解。欲嘔吐者。胸中有熱邪上逆也。腹中痛者。胃中有寒邪內攻也。

此熱邪在胸。寒邪在胃。陰陽之氣不和。失其升降之常。故用黃連湯。寒溫互用。甘苦並施。以調理陰陽而和解之也。傷寒邪氣入裏。因人藏氣素有之寒熱而化。此則隨胃中有寒。胸中有熱。而化腹中痛欲嘔吐。故以是方主之。

丹波氏云。宣明論曰。腹痛欲嘔吐者。上熱下寒也。以陽不得降。而胸熱欲嘔。陰不得升。而下寒腹痛。是升降失常也。

淵雷案。凡病變機轉。上部易以熱。下部易以寒。胃在上。腸在下。故胃多熱而腸多寒。是以胃腸之病。熱者爲陽明。寒者爲太陰。而陽明稱燥金。太陰稱濕土焉。陽明病之重心固在腸。然以其屬熱。故責之胃。太陰病之重心亦在腸。本非脾病。（説詳太陰篇）古人謂之脾者。以脾指小腸之吸收機能故也。此條卽胃熱腸寒之病。胃熱故嘔吐。腸寒故腹中痛。不云胃熱而云胸中有熱。不云腸寒而云胃中有邪氣者。古人昧於內臟之部位故也。

黃連三兩 甘草三兩炙 乾薑三兩 桂枝三兩去皮

人參二兩 半夏半升洗 大棗十二枚擘

右七味。以水一斗。煑取六升。去滓。溫服。晝三夜二。疑非仲景方。

玉函。黃連桂枝並作二兩。甘草乾薑並作一兩。千金翼人參作三兩。成本作溫服一升。日三服。夜二服。成本玉函並無疑非仲景方句。

保赤全書云。黃連湯。治痘瘡熱毒在胃中。以致腹痛。甚則欲嘔吐。

方極云。黃連湯。治心煩。心下痞。欲嘔吐。上衝者。

方機云。黃連湯。治胸中有熱。腹中痛。欲嘔吐者。心煩嘔逆者。以上兼用紫圓。

方輿輗云。此方治腹痛惡心而有嘔氣者。其痛自心下至臍上。診治之際。察其痛之所在而處方焉可也。

類聚方廣義云。黃連湯。治霍亂疝瘕。攻心腹痛。發熱上逆。心悸欲嘔吐。及婦人血氣痛。嘔而心煩。發熱頭痛者。

方函口訣云。此方本文雖云胸中有熱。胃中有邪氣。然喻嘉言謂濕家下之。舌上如胎者。丹田有熱。胸中有寒。金匱痓濕暍篇仲景亦用此湯治之。舌上如胎四字。信而有徵。蓋此證雖舌根胎厚。而匙滯黃色。故雜病乾嘔。舌上有滑潤之胎。諸治不效者。雖無腹痛。用此必效。若有腹痛。則其效如神。又此方卽半夏瀉心湯去黃芩代桂枝。而其用大異。以甘草乾薑桂枝人參相伍。方意近桂枝人參湯故也。但彼用於協熱利。此用於上熱下寒。故以黃連爲主藥。又按此桂枝主腹痛。與千金生地黃湯地黃桂枝治小兒寒熱進退啼呌之桂枝同旨。

元堅云。此方自半夏瀉心變來。然彼冷熱在一位而相結。此冷熱異其位。故彼則要藥性溫涼混和。所以再煎。此則要溫涼各別立功。所以淡煑而不再煎。此方愚常用治霍亂吐瀉腹痛。應效如神。蓋以其逐邪安正。能和陰陽也。

橘窗書影云。芝三島街書肆和泉屋市兵衛妻。年四十餘。感暑邪。嘔吐腹痛。心下煩悶。與黃連湯加茯苓。病大安。

淵雷案。以上三條。論太少合併。幷及上熱下冷之證。

傷寒八九日。風濕相搏。身體疼煩。不能自轉側。不嘔不渴。脈浮虛而濇者。桂枝附子湯主之。若其人大便鞕。（一云臍下心下鞕）**小便自利者。去桂加白朮湯主之。**

山田氏云。此與次條。俱係中濕之病。非傷寒也。攷之金匱。果在痙濕暍篇內。由此觀之。傷寒八九日五字。殊無著落。當刪之。疼煩二字顚倒。當作煩疼。次條骨節煩疼之語。及柴胡桂枝湯證支節煩疼之文。皆可徵也。煩疼。謂疼之甚。猶煩渴煩驚之煩。濕乃山嵐障氣。雨濕氣。霧露氣。卑濕氣。皆是也。但濕不能獨傷人。必也隨風寒之氣。然後敢中之。故有寒濕風濕之稱。其謂之風濕者。以汗出惡風故也。猶中風傷寒之義。搏與薄。借音通用。逼迫也。周易說卦傳有陰陽相搏。雷風相搏之文。靈樞決氣篇有兩神相搏。合而成形之言。又迫晚曰薄暮。皆逼迫之義也。凡濕之傷人。必與風寒之氣相逼迫而後中之。是以謂之風濕相搏。

元堅云。風濕者。太陽病而兼濕邪是也。風非中風之風。蓋總括風寒之詞。得病之初。兩邪相合。以濕性濡滯。故數日之間猶淹留骨節。而其衞虛。其寒亦甚。治宜溫發。八九日三字。當與風濕相搏句易位看。傷寒五六日中風。及婦人中風七八日云云經水適斷者。俱同例也。桂枝附子湯證。舉不嘔不渴者。蓋以既經數日。人疑其邪陷。然病猶在表。故揭此二候。以爲裏無邪之徵矣。如裏素有熱者。有去桂加朮之法。蓋裏有濕者。大便滑洩。小便不利。此其常也。今大便堅。小便自利者。知是濕唯在表。而裏素有熱。因去桂不用。然既無桂。則殊少外散之能。故易之以朮。方後曰。附子朮併走皮內。則此方之朮。是爲發表濕而不爲燥脾明矣。仲景之時。朮無蒼白之分。未知其所用爲何。然在今世。則二朮隨宜爲妙。如此方及甘草附子湯。並用蒼朮。正見其效。

雉間煥云。不嘔不渴者。身疼外無所患之謂也。去桂加朮湯者。卽白朮附子湯也。卽本方之異名見金匱曰。大便鞕小便自利者。去桂加朮。大似不可解者。且用附子方多。而獨稱服後身痺如冒狀。則瞑眩爲甚。亦可怪。因屢試附子。瞑眩則效速。而合蜜則如神。人皆知之。又用此方。其人大便鞕。則瞑眩大奏功。粗似合蜜者。若以桂苓芍藥類加此方以用之。或用之大便不鞕之人。則瞑眩稍少。得效亦微。然則大便鞕者。附子成功之機也。病解而大便亦通。此是附子餘力所及也。蓋桂苓芍有降衝逆。解拘攣。壓動悸之力。故胸腹開爽。瞑眩直差。此無他。藥氣走而下。以不暇止而攻病故也。甘草大棗之甘。則緩其急而停壅於藥氣。令不得走。故朮附逞力以逐水氣。此所以瞑眩也。小便自利者。水之積。甚於不利。故溢出者也。

尾臺氏云。小便自利。猶言小便不禁。朮附子茯苓。皆治小便不利自利。猶麻桂之治無汗自汗也。

淵雷案。濕爲六淫之一。此下兩條。皆論肌表之濕。是爲外濕。外濕者。因空氣中水蒸氣飽和。汗液不得蒸發。停積於肌表所致。健康人之排汗量。平均一晝夜有二磅之多。勞力之人。及夏日。猶不止此。然皮膚上不常見汗滴者。以其一出汗腺。卽蒸發成氣。飛散於空氣中故也。黃梅時節。或潮濕之地。空氣中水蒸氣常有飽和狀態。於是汗液之已出汗腺者。不得蒸發流離於肌表。未出汗腺者。阻於腺外未蒸發之汗。不得復出。則成濕病。濕病因汗積於肌腠。故身重。因汗液不得適量排泄。酸毒壅積。故煩疼。身重煩疼。肌表濕潤。爲濕病之證候。濕雖繫之外感。其實。外界水分。決不能透皮膚而客於人體。不然。篙工沒人。漚痲洴澼。日漬水中。柰何不見其病濕耶。風濕之風。山田說是。然風寒之邪。究不知其情實。惟汗出之證。姑謂之風。故小丹波以謂總括風寒之詞矣。小丹波謂去桂加朮證。是裏素有熱。大有語病。以裏熱而去桂枝。乃可獨任附子耶。當云外濕裏燥。於義始穩。去桂加朮證。甚難理解。惟雉間尾臺二氏。得之實驗。故錄其說。

桂枝附子湯方

桂枝四兩去皮　附子三枚炮去皮破　生薑三兩切　大棗十二枚擘　甘草二兩炙

右五味。以水六升。煑取二升。去滓。分溫三服。

方極云。桂枝附子湯治桂枝去芍藥湯證。而身體疼煩。不能自轉側者。類聚方云。當有上衝證。此方與桂枝去芍藥加附子湯同。而治與方名異。彼方下曰微惡寒。此方下曰身體疼煩。惡寒輕。疼煩重。獨在附子之多少也已。

方機云。治身體疼煩。不能自轉側者。兼用應鐘或七寶。

雉間煥云。桂枝附子湯。今稱痛風者。及上衝難降者。主之。皆宜加朮。淵雷案。朮附相配。治風濕流注。黴毒痛風等。甚效。

蘭軒醫談云。清川玄道家有中風（謂腦出血也）奇藥方。爲桂枝附子湯或烏頭桂枝湯（金匱方）加大黃棕葉用之。初發不論虛實。皆可用。有奇效。

去桂加白朮湯方

附子（三枚炮去皮破） 白朮（四兩） 生薑（三兩切） 甘草（二兩炙） 大棗（十二枚擘）

右五味。以水六升。煑取二升。去滓。分溫三服。初一服。其人身如痺。半日許復服之。三服都盡。其人如冒狀。勿怪。此以附子朮併走皮內。逐水氣未得除。故使之耳。法當加桂四兩。此本一方二法。以大便鞕。小便自利。去桂也。以大便不鞕。小便不利。當加桂。附子三枚。恐多也。虛弱家及產婦。宜減服之。

此方。金匱名白朮附子湯。玉函名朮附湯。千金翼名朮附子湯。外臺名附子白朮湯。法當以下五十二字。金匱無。蓋後人所增。

方極云。去桂加朮湯。治前方證而大便鞕。小便自利。不上衝者。方機云。兼用應鐘。

風濕相搏。骨節疼煩。掣痛不得屈伸。近之則痛劇。汗出短氣。小便不利。惡風不欲去衣。或身微腫者。甘草附子湯主之。

疼煩。成本全書作煩疼。爲是。

和久田氏云。風濕相搏者。其人素有濕氣。因感冒風邪。以風邪與濕氣相搏。爲名也。骨節疼煩者。各關節皆疼煩也。掣。引也。自後引痛。謂驚恐與疼痛交併也。不得屈伸。句與骨節疼煩相應。近之。謂手近痛處也。汗出者。風濕相搏也。短氣者。呼吸急迫也。小便不利者。氣衝逆而不下降也。惡風欲示其重於尋常。故著不欲 去衣句。此皆風濕相搏之證也。

山田氏云。此比前條一等重。而兼水氣者。故小便不利。或身微腫。方中有朮。爲是故也。

甘草附子湯方

甘草二兩炙　附子二枚炮去皮破　白朮二兩　桂枝四兩去皮

右四味。以水六升。煑取三升。去滓。溫服一升。日三服。初服得微汗則解。能食汗止復煩者。將服五合。恐一升多者。宜服六七合爲始。

甘草玉函外臺並作三兩。白朮玉函亦作三兩。成本及金匱汗止並作汗出。無將字。爲始作爲妙。山田氏云。能食汗止復煩者。將服五合十一字。古註文攙入。當刪之。爲始二字。成本作爲妙。是也。妙者。得宜之辭。猶言恰好。晉書阮咸傳云。咸妙解音律。廣韻妙字註云。好也。

方極云。桂枝甘草附子湯。（卽本方）治桂枝甘草湯證而骨節煩疼。小便不利者。類聚方云。當有衝逆之證。

方機云。治骨節煩疼。掣痛不得屈伸。近之則痛劇者。兼用七寶或紫圓。

雉間煥云。治後世所謂痛風歷節風。手近之則痛劇者。

和久田氏云。汗出短氣。乃表證而衝逆急迫。故用桂枝甘草。又有惡風骨節疼煩小便不利等證。故用朮附。附子分量多者。以其外證劇。且有內寒也。凡有內寒者。右小腹結聚。腹皮必輭弱。

淵雷案。外臺第十九卷風濕門。引古今錄驗附子湯。卽本方。主療亦同。方後云。驃騎使吳諧。以建元元年八月二十六日。始覺如風。至七日。卒起便頓倒。髀及手皆不隨。通引腰背疼痛。通身腫。心多滿。至九月四日。服此湯一劑。通身流汗。卽從來所患悉愈。本方不用生薑。既有附子。今加生薑三兩。

以上二條。論風濕相搏。乃雜病。非傷寒。故亦在金匱痙濕暍篇中。互詳金匱今釋。

傷寒脈浮滑。此以表有熱。裏有寒。白虎湯主之。

玉函此條云。傷寒脈浮滑而表熱裏寒者。白通湯主之。舊云白通湯。一云白虎者恐非。注云。舊云以下出叔和。今攷千金翼作白虎湯。疑玉函誤矣。玉函此作而成本全書無以字。

程氏云。讀厥陰篇中。脈滑而厥者。裏有熱也。白虎湯主之。三百五十四條則知此處表裏二字為錯簡。裏有熱。表有寒。亦是熱結在裏。鬱住表氣于外。但較之時時惡風背微惡寒者。少倏忽零星之狀。

山田氏云。林億案即方後原注程應旄二說。考徵明備。引援詳確。宜拳拳服膺。表有寒。以時時惡風。百七十六條背微寒。百七十七條及厥冷三百五十四條等證言。裏有熱。以脈滑大。本條及人參白虎諸條讝語腹滿。二百二十八條發熱汗出二十八條及金匱中熱身重二百二十八條而喘。無明文咽燥百七十六至百七十八條口苦無明文等證言。蓋舉因略證者也。

淵雷案。白虎湯之證候病理。已詳太陽上篇及本篇人參白虎諸條。脈浮滑而表有寒。乃白虎證之變例。亦舉疑似證而略其主證也。表有寒者。非有寒邪之謂。但裏熱尤甚。比較上似覺表寒耳。

白虎湯方

知母六兩　石膏一斤碎　甘草二兩炙　粳米六合

右四味。以水一斗。煑米熟。湯成去滓。溫服一升。日三服。臣億等謹按前篇云熱結在裏表裏俱熱者白虎湯主之又云其表不解不可與白虎湯此云脈浮滑表有熱裏有寒者必表裏字差矣又陽明一證云脈浮遲表熱裏寒四逆湯主之又少陰一證云裏寒外熱通脈四逆湯主之以此表裏自差明矣千金翼云白通湯非也

煑法疑有闕文。外臺第一卷引千金翼云。右四味。切。以水一斗二升。煑取米熟。去米納藥。煑取六升。去滓。分六服。日三服。又原注謂千金翼作白通湯。疑千金翼乃玉函經之誤。

和劑局方云。白虎湯。治傷寒大汗出後。表證已解。心胸大煩渴。欲飲水。及吐或下後。七八日邪毒不解。熱結在裏。表裏俱熱。時時惡風。大渴。舌上乾燥而煩。欲飲水

數升者宜服之。又治夏月中暑毒汗出惡寒。身熱而渴。

集驗良方云。白虎湯。治中暑口渴欲飲水。身熱頭暈昏暈等證。

醫學入門云。白虎湯。治一切時氣瘟疫雜病。胃熱欬嗽發斑。及小兒疱瘡瘾疹伏熱等證。

痘證寶筏云。痘已發未發。或胃火偏盛。面紅齒燥。口臭脣乾煩渴。齘齒咬牙。夾斑夾疹。均宜白虎湯。或獨用。或兼用。

方極云。白虎湯。治大渴引飲。煩躁者。

方機云。白虎湯。治手足厥冷。或惡寒而自汗出。譫語者。手足厥冷。胸腹熱劇者。大煩渴。舌上乾燥。欲飲水數升者。無大熱。心煩。背微惡寒者。暑病汗出惡寒。身熱而渴者。胸腹熱劇。或渴。如狂者。本方內加黃連六分。

雉間煥云。診腹以決白虎證者。不可不知。按腹稍久。稍用力而指頭熱者。是裏熱也。

方輿輗云。白虎湯。治赤斑口渴煩躁。

又云。白虎湯。主痘純紅臉赤眼赤。口氣熱。脣口腫痛。煩躁悶亂。循衣摸床。小便赤。大便祕。身如火。發班讝語實熱等證。并治口氣臭。

類聚方廣義云。傷寒脈滑而厥者。及無大熱。心煩。背微惡寒等證。世醫不用白虎。遂至令病者不起。可勝嘆哉。嗚呼仲景諄諄垂躋壽之法。後人從不能奉行。反騁私見。妄造方劑。流弊至今洵堪慨嘆。莊子曰。道爲天下裂。雖憤世之言。亦有旨哉。

又云。治痲疹大熱。讝語。煩渴引飲。脣舌燥裂。脈洪大者。

又云。治齒牙疼痛。口舌乾渴者。

又云。治眼目熱痛如灼。赤脈怒張。或頭腦眉稜骨痛。煩渴者。俱加黃連爲良。兼用應鐘散。時以紫圓攻之。

又云。治狂症眼中如火。大聲妄語。放歌高笑。登屋踰垣。狂走不已。大渴引飲。晝夜不眠者。亦加黃連。隔三日五日。用紫圓自一錢至一錢五分。取峻瀉數行。又日用灌水法。必效。若難用下藥者。唯用灌水法可也。

方函口訣云。此方治邪熱散漫於肌肉之間。發大熱大渴。脈洪大或滑數者。是故白虎與承氣爲表裏之劑。同屬陽明之位。表裏俱熱。與三陽合病。皆用此方。皆胃不實而近於表者也。柯氏云。雖內外大熱而未實。終非苦寒之味所宜也。石膏辛寒。辛能解肌熱。寒能勝胃火。寒能沈內。辛能走外。此味兩擅內外之能。故以爲君。知母苦潤。苦以瀉火。潤以滋燥。故用爲臣。甘草粳米。調和於中宮。且能土中瀉火。稼穡作甘。寒劑得之緩其寒。苦劑得之平其苦。使二味爲佐。庶大寒大苦之品。無傷損脾胃之慮也。白虎爲西方金神。取以名湯者。秋金得令而炎暑自解。

醫學綱目云。孫兆治一人。自汗。兩足逆冷至膝下。腹滿。不省人事。孫診六脈。小弱而急。問其所服藥。取視。皆陰病藥也。孫曰。此非受病重。藥能重病耳。遂用五苓散白虎湯十餘帖。病少甦。再服全愈。或問治法。孫曰。病人傷暑也。始則陽微厥而脈小無力。醫謂陰病。遂誤藥。其病厥。用五苓散利小便則腹減。白虎解利邪熱則病愈。凡陰病脛冷則臂亦冷。汝今脛冷臂不冷。則非下厥上行。所以知是陽微厥也。

淵雷案。孫所治。卽後世所謂濕溫病也。五苓白虎合劑。亦與蒼朮白虎同意。其云陽微厥者。蓋本於本論百五十六條陽微結之文。其實弦細芤遲。爲暑病本脈。雖白虎證。脈亦不長洪而虛微。（參看金匱今釋暍病篇）非所謂陽微厥也。活人書云。問兩脛逆冷。胸腹滿。多汗。頭目痛苦妄言。此名濕溫病。苦兩脛逆冷。腹滿又胸多汗。頭目痛苦妄言。其脈陽濡而弱。陰小而急。治在太陰。（案謂脾家濕非本論所謂太陰）不可發汗。汗出必不能言。耳聾不知痛所在。身青面色變。名曰重暍。如此死者。醫殺之耳。白虎加蒼朮湯。觀此。知孫兆所治。卽所謂濕溫矣。

成蹟錄云。一丈夫患疫經二十餘日。譫語不識人。舌上黑胎。遺尿不大便。午後煩熱悶亂。絕食數日。兩脚痿弱。足生微腫。先生診之。與以白虎湯。兼用黃連解毒散。不日而全愈。以有遺尿微腫。故不與承氣湯也。淵雷案。遺尿微腫。不用承氣湯者。陽明篇二百二十八條云。三陽合病云云。譫語遺尿。下之則額上生汗。手足逆冷。

若自汗出者。白虎湯主之。
痲疹一哈云。豚兒年二旬。發熱三四日。疹子咸發。稠密乾燥。紫黑色。舌焦脣裂。煩渴引飲。煩悶不能眠。讝語如見鬼狀。不省人事。按其腹狀。熱如灼手。脅腹微滿。大便難。小溲不利。因作白虎湯服之。盡十帖。諸證漸安。疹子收。身熱猶未退。胸腹滿悶。大便不通者五六日。兩目黯然。晝不見物。更作大柴胡湯服之。又兼與芎黃散。時以紫圓攻之。每服下利數行。無慮五十日所。乃全復故。
淵雷案。此條疑當廁於人參白虎諸條之前後。

傷寒。脈結代。心動悸。炙甘草湯主之。

心動悸。玉函作心中驚悸。
脈有歇止者。名結代。說在下條。心動悸。卽西醫所謂心悸亢進也。心悸亢進之原因不一。本條證。則因血液虛少。血壓有低落之虞。心臟起代償性搏動興奮。故一方面自覺心悸亢進。一方面因血液不能充盈其脈管。心房雖大起大落。其搏動不能依次傳達於橈骨動脈。故脈有結代也。

金鑑云。心動悸者。謂心下築築惕惕然動而不自安也。若因汗下者多虛。不因汗下者多熱。欲飲水小便不利者。屬飲。厥而下利者。屬寒。今病傷寒。不因汗下。而心動悸。又無飲熱寒虛之證。但據結代不足之陰脈。卽主以炙甘草湯者。以其人平日血氣衰微。不任寒邪。故脈不能續行也。此時雖有傷寒之表未罷。亦在所不顧。總以補中生血復脈爲急。通行營衞爲主也。

元堅云。脈結代。不是二脈兼見。要不過歇止之謂。成氏曰。心中悸動。知眞氣內虛也。汪氏曰。悸。心動也。心中動悸。則知營血內虛。眞氣已餒。而藏神不寧也。並是以悸爲心動之悸。與金鑑不同。金鑑心下築築云云。心下字不妥。當是虛里膻中動築。張氏類經論虛里跳動。以純甘壯水之劑。塡補眞陰。其說甚精。足以發此方之理。宜參。淵雷案。本論及要略凡稱心下者。皆指鳩尾骨下胃及肝之部位。炙甘草湯證之心動悸。則在肋骨內左乳下。是當曰虛里膻中。不當曰心下也。虛里者。胃之大絡。貫鬲絡肺。出於左乳下。其動應衣。見素問平人氣象論。正是心尖搏動之處。膻中。本兩乳中間之穴名。通常以指胸中。虛里膻中動築。乃心臟及大動脈之搏動顯著於外。若同時有結代之脈。即爲炙甘草湯之腹候也。

炙甘草湯方

甘草四兩炙　生薑三兩切　人參二兩　生地黃一斤　桂枝三兩去皮

阿膠二兩　麥門冬半升去心　麻仁半升　大棗三十枚擘

右九味。以清酒七升。水八升。先煮八味。取三升。去滓。內膠烊消盡。溫服一升。日三服。一名復脈湯。

麻仁。成本作麻子人。蓋古本如此。大棗。成本玉函作十二枚。

雉間煥云。炙甘草湯治行動如常。而其脈結代。心中動悸。如有驚惕者。非此方不能治之。

方輿輗云。此仲景治傷寒脈結代心動悸之聖方也。孫眞人用之以治虛勞。王刺史用之以治肺痿。凡仲景諸方通變如此。然此方之妙用在於脈結代。故一名復脈湯。不論何病。但脈結代者。當先用此方。析言之。則脈來緩時一止復來者。結脈也。結者。止而即還。不失至數。但稍有間歇耳。代者。止而不還。斷而復動。此絕彼來。相代之義也。二者相似而少異。然治方則唯此一方。故結代連稱。此脈大病得之。可畏殊甚。又平人有時時見此脈者。此則無害。亦不須服藥也。昔人有曰。有病見之難治。若氣逆得之則无憂。確言也。此湯金匱引千金翼。今閱翼。標復脈湯。註云。仲景名炙甘草湯。蓋後世調血氣。補虛勞。不足諸方。似多出於此方也。

餐英館治療雜話炙甘草湯訣云。治癇症。此方主之。老人虛人津液枯。大便祕者。此湯主之。

方函口訣云。此方以心動悸為目的。凡心臟之血不足。則氣管（案實非氣管乃心尖或大動脈耳）動搖而悸。心臟之血不能激動血脈。時或間歇。則脈結代。此方滋養心臟之血。潤流脈路。是以不但治動悸。即人迎邊血脈凝滯。氣急促迫者。亦效。是余數年之經驗也。

湯本氏云。脈結代心動悸者。有陰陽虛實之別。故非確認為陽虛證。案謂陽證虛證也依中土通例則當云陰虛證則不得妄用本方。余屢用桃核承氣湯治此證。當注意焉。本方係桂枝去芍藥湯加味。故腹診亦頗相似。惟此方以地黃為主藥。故有臍下不仁煩熱之證。且心尖及腹部大動脈之悸動亢進。與彼為異耳。

柯氏方論云。仲景凡於不足之脈。陰弱者用芍藥以益陰。陽虛者用桂枝以通陽。甚則加人參以生脈。此以中虛脈結代。用生地黃為君。麥冬為臣。峻補眞陰者。然地黃麥冬。味雖甘而氣則寒。非發陳蕃秀之品。必得人參桂枝以通陽脈。生薑大棗以和營衞。阿膠補血。甘草之緩。不使速下。清酒之猛。捷於上行。內外調和。悸可寧而脈可復矣。酒七升。水八升。祗取三升者。久煎之則氣不峻。此虛家用酒之法。且知地黃麥冬。得酒則良。此證當用酸棗仁。肺痿用麻子仁可也。如無眞阿膠。以龜版膠代之。

丹波氏云。案名醫別錄。甘草。通經脈利血氣。證類本草。傷寒類要治傷寒心悸脈結代者。甘草二兩。水三升。煑一半。服七合。日一服。由是觀之。心悸脈結代。專主甘草。乃是取乎通經脈利血氣。此所以命方曰炙甘草湯也。諸家厝而不釋者。何。元堅云。素常上焦液乏而不能任邪者。主炙甘草湯以滋養之。此方金匱附方載治虛勞。又治肺萎。俱足見其潤養之功。且經中藥之濃煑者。莫如本湯及桂枝加芍藥生薑人參新加湯。豈陶氏所謂補湯欲熟之義歟。

衞生寶鑑云。至元庚辰六月中。許伯威五旬有四。中氣本衰。病傷寒八九日。醫者見其熱甚。以涼劑下之。又食梨三四枚。傷脾胃。四肢冷。時昏憒。請予治之。診其脈。動而中止。有時自還。乃結脈也。亦心動悸。吃噫不絕。色青黃。精神減少。目不欲開。踡臥惡人語。予以炙甘草湯治之。減生地黃。恐損陽氣。剉一兩服之。不效。再於市鋪選嘗氣味厚者。再煎服之。其病減半。再服而愈。凡藥昆蟲草木。生之有地。根葉花實。採之有時。失其地。性味少異。失其時。氣味不全。又況新陳不同。精粗不等。倘不擇用。用之不效。醫之過也。

橘窗書影云。御金改役後藤吉次郎母。年四十餘。傷寒後。心中動悸甚。時時迫咽喉而少氣。案元堅云上焦液乏。淺田云人迎邊亦脈凝滯。與此合參自能會悟咽喉之外。壅腫如肉瘤。脈虛數。身體羸瘦如枯柴。腹內虛軟。如欲貼背。飲食不進。其父龜山醫員上月元琇。延余議方。余曰。舍炙甘草湯加桔梗。無適方也。元琇大服。連服其方數旬。而動悸漸安。肌肉大生。咽喉壅腫自然減除。氣息寬快。得閒步。後與去奧州弘前。其體更健云。

脈按之來緩。時一止復來者。名曰結。又脈來動而中止。更來小數。中有還者反動。名曰結陰也。脈來動而中止。不能自還。因而復動者。名曰代陰也。得此脈者必難治。

此條所以釋上條之脈結代。當是後人注語。傳鈔者誤作正文。故玉函無此條。細案文義。結與代陰似無分別。中有還者反動句。義不可曉。且上條但云脈結代。此條則有結。有結陰。代陰。而無代。若謂代陰即代。則結陰當即結。今有結復有結陰。

況結陰之上著又字。以別於上文之結。可知結陰非卽結。而代陰非卽代。則是但釋前條之結旁及結陰代陰。而何以不釋代耶。若謂讀當結字代字絕句。陰也爲又一句。則結之爲脈。又何以有兩解耶。明是淺人所爲。非仲景原文。卽叔和亦不致如此疏劣也。合考諸家舊注。及論脈諸書。所謂結代者。無非歇止之脈。惟結之歇止。一止後有若干搏動特別加速。以補償歇止之至數。此卽本條所謂更來小數。亦卽前條有持氏所謂不失至數也。代之歇止。則一止後無搏動加速之補償。卽本條所謂不能自還也。結代之外。又有促脈。本論中凡三見。（二十三條三十六條百四十七條）其歇止與結脈同。此種歇止。見於數脈者爲促。見於遲脈者爲結。此促結代之舊說也。然脈之歇止。本與遲數不相蒙。舍遲數而但論歇止。則促結不當目爲兩種脈耳。若夫脈之所以有歇止。或因心肌衰弱。其張縮自有歇止。或因張縮力微弱。血液不能逐步輸送於橈骨動脈。或因大動脈口之瓣膜閉鎖不全。心張時有少量血液逆流入左心室。因影響於脈搏。或因動脈管失去彈力性。致心縮時脈管受血液之撞擊力大。大則脈數。心張時脈管中血行緩。緩則脈遲。遲數相間。一若眞有歇止者。若此者皆爲促結之脈。至於代脈。多起於代償機能已障礙之心臟病。其脈或二至而一歇。或三至四至而一歇。秩然不亂。西醫所謂二連脈三連脈四連脈者是也。

傷寒論今釋卷六

川沙　陸彭年淵雷　撰述

辨陽明病脈證并治

問曰。病有太陽陽明。有正陽陽明。有少陽陽明。何謂也。答曰。太陽陽明者。脾約一云絡是也。正陽陽明者。胃家實是也。少陽陽明者。發汗利小便已。胃中燥煩實。大便難。是也。

玉函千金翼。少陽並作微陽。無煩實字。此條蓋別一派古醫家之舊說。非仲景經方家之法。仲景憑脈證以用藥。本不拘六經名義。其沿用六經舊名。以分表裏部位。與素問熱論。名同而實異。殆所謂無以名之而強名之者。故六經之名。有名而無義。注家望文生訓。紛紛疏解。可發一笑。此條於陽明之中。又分太陽正陽少陽。則岐路之中。又有岐焉。仲景宜不如此糾纏。且所分三種陽明。意義太不明確。與篇中諸條。但有矛盾。不相照應。今錄舊注二則而辨正之。可以明此條之無謂矣。

元堅云。陽明病者。裏熱實證是也。邪熱陷胃燥屎搏結。卽所謂胃家實者也。如其來路。或自太陽。或自少陽。而其等不一。病之輕重。亦隨而異。有其人胃素有熱。邪勢亦盛。相藉遽實者。其病爲重。卽正陽陽明也。本篇大承氣第一條。（二百一十七條）玩語氣。似曾不經誤治。而邪氣自實者。有自太陽桂枝證發汗過多。胃液爲燥者。其病最輕。卽太陽陽明也。脈陽微而汗出少者。（二百五十一條）脈浮而芤。（二百五十二條）及麻子人丸（二百五十三條）三條。可以徵焉。有自少陽病誤發汗利小便。以爲胃燥者。其病頗輕。卽少陽陽明也。然誤治之後。亦或爲正陽陽明。有自太陽病誤汗下利小便者。如問曰何緣得陽明病條。（百八十九條）是也。有自太陽病失汗者。如本太陽初得病時發其汗。汗先出不徹。（百九十三條）是也。次條（百九十四條）相承。亦謂失汗胃實。有自少陽病誤汗者。如少陽篇發汗則譫語。（二百七十條）是也。然則輕證所由。亦不止一端也。仲景先區三等。以示輕重。更出以上諸條。以盡其變。學者宜密察。案此以自成胃實者爲正陽陽明。以太陽少陽傷津而胃燥者。爲太陽陽明少陽陽明。然原文於太陽陽明但言脾約。元堅則以桂枝證過汗。附會太陽字面。原文於少陽陽明但言發汗利小便。元堅則以誤治少陽。附會少陽字面。所引脈陽微等三條。俱非仲景原文。亦未必是桂枝證發汗過多所致。且其結果既皆爲胃燥。則一律從胃燥施治可矣。又何必分太陽少陽耶。又自太陽病誤汗下利小便者。何以不爲太陽陽明。自太陽病失汗者。何以不爲正陽陽明。自少陽病誤汗者。何以不爲少陽陽明。豈三種陽明之外。復有無數種輕證陽明耶。治絲而棼之。吾見其愈亂耳。

九芝先生陽明病釋云。其人未病時。因津液之素虧而陽王者。爲巨陽。因病中發汗利小便。虧其津液而致陽王者。爲微陽。若其津液既非素虧。又非誤治所虧而病邪入胃。以致胃燥者。爲正陽。故所謂太陽者。巨陽也。所謂少陽者。微陽也。非三陽經之太陽少陽也。案。此以液虧爲巨陽。以傷津爲微陽。撇去三陽經之太陽少陽。其說優於元堅矣。然液虧與傷津。其程度各有淺深。安知液虧之程度必深而爲巨陽。安知傷津之程度必淺而爲微陽耶。且陽明之液虧傷津。正因陽王所致。

非因液虧傷津而致陽王也。若因液虧傷津而致陽王。則是陰虛而熱。王太僕所謂寒之不寒。責其無水者。豈承氣所主之陽明乎。必欲强解不可解之文。宜其左支右絀如此。六經諸證陽明篇文最雜糅。編次亦最淩亂。

陽明之爲病。胃家實（一作寒）**是也。**

成本無是字。玉函冠此條於篇首。

山田氏云。陽明。指裏而言。蓋邪之中人。始于太陽。中于少陽。終于陽明。自表而裏。自輕而重。勢之必然也。此陽明宜在少陽後。今置之少陽前者。何也。嘗考素問熱論。其所謂陽明者。亦以表病言之。乃仲景氏大青龍湯證也。故繼太陽以陽明。乃是素問之說。非仲景氏之說也。雖然。太陽陽明少陽之次序。古來醫家相傳之定說。不可遽易者也。故姑從其舊說以次第之。備論其傳變于內。俾人思而得焉而已。實謂邪實。乃腹滿便結之病。故曰胃家實。凡平人腸胃素虛。有邪陷之。則成三陰下利嘔吐諸虛寒證。腸胃素實。有邪陷之。則成陽明腹滿便結。譫言妄語。身熱自汗。諸實熱證。是非邪之有寒熱。皆從其人固有之虛實而化也。辟諸練絲之可以黃可以黑。其本雖同。末則大異也再按素問三陰。卽本論陽明病。蓋素問單以實熱病分屬於六經。仲景則並舉虛寒實熱。以配三陰三陽也。

淵雷案本論所謂胃者。泰半指腸。其云心下者。乃泰半指胃此條不曰胃而曰胃家。蓋該括胃腸而言。猶今人言消化器官矣。實者。充實之意。熱毒與食毒相藉。而壅結於腸中。是爲陽明病。其來有傳自太陽者。有傳自少陽者。亦有始病卽屬陽明者。蓋急性熱病之通例。外受風寒之刺激。內有菌毒之肆虐。正氣起抵抗以袪病毒於肌表。是爲太陽。抵抗既起。則機能亢盛。體溫昇高。胃腸受熱灼而蠕動緩慢。則食毒壅結而爲胃家實。胃家實。則正氣袪病之勢轉而向裏。故表證悉除。但見腹滿潮熱譫語之證。是以太陽少陽不愈。苟正氣不衰。其傳必爲陽明也。若始病時體溫驟高。而胃腸之食滯較甚者。則一日二日卽見陽明證。此卽後世所謂溫病也。陽明熱甚於裏。餘勢湧溢於外。故有伏氣化熱。由裏達表之臆說矣。又案。

胃家實專指陽明府病。其經病白虎湯人參白虎湯之證。則胃家未實。是此條所言。未足包陽明之全也。或云。古人以大熱屬胃。邪盛爲實。故經病亦得概稱胃家實。

問曰。何緣得陽明病。答曰。太陽病。若發汗。若下。若利小便。此亡津液。胃中乾燥。因轉屬陽明。不更衣。內實。大便難者。此名陽明也。

此條亦非仲景之言。問何緣得陽明病。則是論陽明病之原因也。陽明病之原因。當如上條所述。若亡津液而胃燥便難。不過調胃承氣證。以調胃承氣證概括陽明。舉其細而遺其大矣。且發汗利小便而胃燥者。依百八十七條。卽是少陽陽明。爲三種陽明之一。今以少陽陽明之原因爲原因。則與百八十七條自相抵牾。故知兩條皆非仲景之言。

成氏云。古人登廁必更衣。不更衣者。通爲不大便。山田氏云。指大便曰更衣。蓋醜穢之物。不欲斥言也。史記外戚世家衛皇后子夫傳云。是日武帝起更衣。子夫侍尙衣。軒中得幸。正義云尙主也於王衣車中得幸也漢書灌夫傳云。坐乃起更衣。稍稍去。王充論衡四諱篇曰。更衣之室。可謂臭矣。鮑魚之肉。可謂腐矣。皆指如廁而言也。又考晉書王敦傳云。有如廁者。皆易新衣而出。客多羞脫衣。而敦脫故著新。意色無怍。此亦更衣之事。

問曰。陽明病外證云何。答曰。身熱。汗自出。不惡寒。反惡熱也。

汪氏云。上言陽明病係胃家內實。其外見證從未言及。故此條又設爲問答。夫身熱與發熱異。以其熱在肌肉之分。非若發熱之翕翕然僅在皮膚以外也。汗自出者。胃中實熱。則津液受其蒸迫。故其汗自出。與太陽中風汗雖出而不能透故其出甚少。亦有異。此條病。則汗由內熱蒸出。其出必多而不能止也。不惡寒者。邪不在表也。反惡熱者。明其熱在裏也。傷寒當惡寒。故以惡熱爲反。夫惡熱雖在內之證。其狀必見於外。或揚手擲足。迸去覆蓋。勢所必至。因外以徵內。其爲陽明胃實證無疑矣。

湯本氏云。凡惡寒者。病毒欲從汗腺逃遁之機也。表卽汗腺所在。故太陽病必惡寒。或惡寒發熱。少陽病則位置距表稍遠。在於表裏之間。例當和解。不必由汗解。而猶有汗解之機。則往來寒熱是也。陽明病之位置。距汗腺尤遠。乃反接近肛門。絕無汗解之望。舍攻下無他法。篇中有用桂枝麻黃柴胡等湯者。是皆所謂合病併病。係例外也。故惡熱與惡寒。可以鑑別三陽病焉。

淵雷案。此條亦設爲問答。故劉棟山田之倫。概以爲後人所記。然其文雖不類。其說則良。是不可廢也。身熱汗出不惡寒反惡熱。經病府病皆然。惟經病熱高汗多。府病則往往熱不甚高。汗亦較少。或身無汗而手足汗。然其不惡寒反惡熱則一也。又身熱汗出。爲陽明太陽共有之證。鑑別之法。惟在惡寒與惡熱。其次則脈。太陽之脈浮。陽明經病之脈洪大。府病之脈遲實。如此而已。或以身熱爲陽明證。發熱爲太陽證。如百四條淺田氏釋身熱爲大熱。本條汪氏釋身熱爲肌熱。異於太陽之翕翕發熱。此皆以身熱發熱辨陽明太陽者。然太陽之麻黃證大青龍證。有熱度甚高者。則與身熱無異。至於翕翕之狀。雖言之成理。臨床診察上亦難辨認。此則理論上可以壯觀瞻。事實上不足以資應用也。汪氏又以汗之多少。辨陽明太陽。然太陽上篇之遂漏不止。（二十條）大汗出。（二十七條）皆太陽病而汗多者。陽明府病。汗則不多。卽非府病。亦有無汗而發黃者。（二百八條）況多少云者。不過比較之詞。殊無定量爲準。斯亦不足以資鑑別矣。

問曰。病有得之一日。不發熱而惡寒者。何也。答曰。雖得之一日。惡寒將自罷。卽自汗出而惡熱也。

不發熱。玉函作不惡熱。於義爲長。千金翼無不字。

問曰。惡寒何故自罷。答曰。陽明居中。主土也。萬物所歸。無所復傳。始雖惡寒。二日自止。此爲陽明病也。

成本玉函千金翼。並無主字。

此兩條亦非仲景文字。順文釋之。則不發熱。當從玉函作不惡熱爲是。蓋謂陽明外證。當不惡寒。反惡熱。今始得病時雖有不惡熱而惡寒者。然惡寒不若太陽之持久旋卽自汗出而惡熱矣。此病始起卽屬陽明。實卽首篇第六第七條之溫病風溫。今人喜侈談溫病。而不知溫病卽是陽明。陽明正方棄置不用。惜哉。

次條承前條。問惡寒何故自罷。答意則謂惡寒之自罷。由於無所復傳之故。所以不傳。則因陽明居中主土。萬物所歸之故。此其詞已甚支離。若進而問陽明何故居中主土。答語將益荒誕而不可究矣。且前條語氣。是初病卽屬陽明。本條云無所復傳。又似從太陽傳來者。兩條本相承接。而抵牾如此。非仲景之言明矣。雖然。陽明無所復傳。故是事實。不妨斷章取義。蓋病在太陽少陽時。雖施治不誤。猶不能必其卽愈。苟用藥不逆。自然傳變而至陽明。則或淸或下。卽可全愈。陰證囘陽之後。亦必轉爲陽明胃實。然後微下之而愈。是故陽明者。疾病獲愈之機。九芝先生謂陽明無死證。正以其無所復傳也。惟陽明易愈之故。由於燥實。不燥實則不可下。不可下。卽無由得愈。西醫治傷寒。常先以甘汞微下之。犯誤下太陽之禁。故歐美人之患傷寒者。雖至陽明時期。猶多下利。易致腸出血而死。其失在於不實。市上中醫之治濕溫者。稍見脣舌乾燥。即恣用石斛洋參。致令濕熱相纏。遷延不愈。其失在於不燥。不燥不實。於是陽明有死證矣。

本太陽初得病時。發其汗。汗先出不徹。因轉屬陽明也。

山田氏云。太陽中篇亦有此文。本一字作二陽併病四字。（五十條）徹。除也。厥陰篇曰。傷寒脈遲。六七日。而反與黃芩湯徹其熱。義與此同。凡傷寒中風。既離於太陽。而純于陽明。或少陽。此之爲轉入（經無明文）也。既轉而未純。此之爲轉屬（本條次條及二百五十條）轉係（百九十七條）也。轉屬轉繫。皆併病也。

淵雷案。汗先出不徹。非汗出不及彀之謂。驗之事實。有太陽病發汗後。熱退身和。而一日半日許。復發熱。轉屬陽明者。此非汗之不當。亦非汗不及彀。病勢本盛。不能即愈於太陽也。惟不發汗。則其轉屬陽明也緩。發汗。則其轉屬陽明也捷。既屬陽明。則無所復傳。愈期可計日而待矣。由是言之。汗出雖不徹。足以縮短經過。其汗不爲無功也。山田氏以轉入爲傳變。轉屬轉繫爲併病。殆失之穿鑿。以轉入字無明文可徵也。

傷寒發熱無汗。嘔不能食。而反汗出濈濈然者。是轉屬陽明也。

趙刻本連屬上條。今從玉函成本析爲兩條。

方氏云。濈濈熱而汗出貌。程氏云。濈濈。連綿之意。山田氏云。傷寒無汗。嘔不能食者。此爲少陽病小柴胡湯證也。若其人反汗出濈濈然者。此爲轉屬陽明。乃少陽陽明併病也。當與大柴胡柴胡加芒消等湯以潤下焉。湯本氏云。此示小柴胡湯證轉屬陽明證之徑路也。此證最所常見。余之經驗。多宜大柴胡加石膏湯。淵雷案。傷寒無汗。嘔不能食。若惡寒發熱。胸脇不滿者。則是葛根加半夏湯證。

傷寒三日。陽明脈大。

自此以下至二百一十二條。義既支離。文尤卑弱。皆非仲景文字。脈大者。係白虎證。若承氣證。脈多沈實而不大。三日字無理。不可解。

傷寒脈浮而緩。手足自溫者。是爲繫在太陰。太陰者。身當發黃。若小便自利者。不能發黃。至七八日。大便鞕者。爲陽明病也。

太陰篇二百八十二條亦有此文。文雖不似仲景。讀之可以知三事焉。太陰陽明。部位本同。所異惟在寒熱。昔人以太陰爲脾。陽明爲胃。乃沿襲內經之誤。此其一。黃疸病之治愈。黃色素必以小便爲尾閭。此其二。同一脈象有數種病。故診病不得僅憑脈。此其三。此條蓋有陰寒證候。而手足不冷。大便微利者。故不繫少陰而繫太陰。手足自溫者。言不逆冷也。至七八日大便鞕。明七八日之內本微利也。寒證微利者。例稱太陰。其實是小腸發炎。蠕動過速。腸內容物不及吸收之故。若炎竄延及十二指腸者。常發黃疸。以十二指腸爲容受膽汁之處也。故曰太陰身當發黃。排除血液中之有害物質。職在腎臟。觀乎黃疸病人之小便奇黃。而茵蔯以利小便治疸。可以知矣。若使膽汁混入血液之始。其小便本自通利。則膽汁隨入隨泄。不致淤滯於肌肉而發黃。故曰小便自利者不能發黃。七八日後正氣囘復。

寒證化熱。大便因鞕。病雖仍在小陽。然寒則太陰。熱則陽明。故爲陽明病。脈浮而緩者。金匱黃疸病篇亦以寸口脈浮而緩爲瘀熱發黃之脈。與此條契合。是知浮緩之脈。或屬太陰。或屬太陽桂枝證。不憑外證。何由識別。自叔和作俑於前。俗師盲從於後。相矜以三指識病。至今遺譏外邦。可歎也。

傷寒轉繫陽明者。其人濈然微汗出也。

陽明中風。口苦咽乾。腹滿微喘。發熱惡寒。脈浮而緊。若下之。則腹滿小便難也。

已見百九十四條。

口苦咽乾。據少陽篇提綱。當爲少陽證。腹滿微喘。爲陽明證。發熱惡寒。脈浮而緊。爲太陽證。然則是三陽合病而太陽證重者。太陽證重。故不可下。下而邪陷。則腹益滿。傷津則小便難矣。三陽合病而云陽明中風。不可解。陽明中風見下條。

陽明病。若能食。名中風。不能食。名中寒。

此條亦無理之尤者。首句陽明病。似指初起惡寒自罷之溫病風溫。若傳自太陽。則病經七日已上。不當有能食者矣。然旣以能食與否分別風寒。則病位固在腸胃。病在腸胃。則非溫病風溫之類矣。此不可解者一。以文例言中風中寒兩中字當同讀。同讀則當讀爲去聲中傷之中。非平聲中央之中。以中風之中不可讀平聲也。然寒中腸胃之病。當卽後人所謂太陰直中。不當爲陽明。以陽明太陰俱屬腸胃病。熱則爲陽明。寒則爲太陰也。今腸胃中寒而仍爲陽明。此不可解者二。寥寥十五字。而支離如此。豈仲景所爲哉。

陽明病。若中寒者。不能食。小便不利。手足濈然汗出。此欲作固瘕。必大便初鞕後溏。所以然者。以胃中冷。水穀不別故也。

不能食而小便不利。乃腸胃病吸收作用退減之候。其大便必溏。胃中冷水穀不別二句。卽釋小便不利大便溏之故。言腸胃中寒。吸收退減。營養液與糞便併入結腸也。及手足濈然汗出。則爲轉繫陽明。其屎漸結。是爲欲作固瘕。以其乍結而未燥。故大便初鞕後溏也。乍結之屎。寒去而熱未盛。故不曰燥屎而曰固瘕歟。若然。此條亦是太陰而非陽明。注家以首句有陽明字樣。遂多曲說。愚向疑前條及本條。皆淺人羼入。而誤以太陰爲陽明者。及讀元堅述義。乃知前人已先吾言之。元堅云。太陰篇不過僅僅數條。而陽明篇中反多本病證候。此以其病雖有寒熱之異。而部位與壅實則同。故恐人錯認。對舉明之也。曰不能食名中寒。（前條）曰欲作固瘕。（本條）曰攻其熱必噦。（二百三條）曰欲作穀疸。（二百四條）曰飲水則噦。（二百十三條）曰食穀欲嘔。（二百四十九條）曰寒濕在裏。（二百六十四條）皆是已然。猶冒以陽明。故諸家未之察。案元堅所舉諸條。有後人羼入者。有太陰篇錯簡在此者。若仲景。豈有冒陽明於太陽證者哉。

陽明病。初欲食。小便反不利。大便自調。其人骨節疼。翕翕如有熱狀。奄然發狂。濈然汗出而解者。此水不勝穀氣。與汗共幷。脈緊則愈。

此條甚難解。骨節疼。翕翕如有熱狀。皆是表證。奄。忽也。忽然發狂。濈然汗出而解者。正氣戰勝病毒。自然汗解也。發狂而汗出。蓋與戰汗同理。而有陰陽靜躁之異。

由是言之。此條始終表證。亦是初起惡寒自罷之溫病耳。初欲食三句。及水穀三句。皆節外生枝。徒亂人意。末句脈緊則愈。尤不可解。千金翼作堅者卽愈。

陽明病欲解時。從申至戌上。

辨在首卷第十條。

陽明病不能食。攻其熱必噦。所以然者。胃中虛冷故也。以其人本虛。攻其熱必噦。

不能食者名中寒。中寒乃太陰而非陽明。太陰爲腸胃有寒。故誤攻其熱則噦。攻者下也。噦者呃逆也。金匱濕病篇云。濕家若下之早則噦。誤下之噦。蓋難治之逆證。汪氏以爲宜附子理中湯者。是也。然此條有可疑者三。曰太陰爲陽明。可疑一也。此證所以不可攻。以其爲太陰而非陽明也。太陰自有其正證。而不關能食與否。今以不能食爲不可攻之證。則陽明可攻之證。必能食乎。可疑二也。所以然者二句。與其人二句。詞意重複。可疑三也。要之非仲景原文耳。

陽明病脈遲。食難用飽。飽則微煩頭眩。必小便難。此欲作穀癉。雖下之。腹滿如故。所以然者。脈遲故也。

此條亦見金匱黃疸病篇。蓋雜病。非急性熱病也。其證不過脈遲腹滿。食難用飽而小便難。乃太陰寒濕之病。故下之不效。何以知其腹滿。下文云雖下之腹滿如故。知未下之前固已腹滿矣。柯氏於脈遲下補腹滿二字。然古文本有互文見義之例。不必補矣。食難用飽者。非不能飽。第飽食後苦微煩頭眩耳。此因消化衰減。胃有積水之故。與苓桂朮甘證眞武證之頭眩同理。小便難。卽前二百條所謂水穀不別。因腸不吸收。非腎不分泌也。末二句。意謂脈遲者雖腹滿。不可下。然大承氣證亦多脈遲者。不可執一而論。

陽明病。法多汗。反無汗。其身如蟲行皮中狀者。此以久虛故也。

玉函千金翼。條首更有陽明病久久而堅者八字。身如蟲行皮中。謂身癢也。桂枝麻黃各半證云。以其不能得小汗出。身必癢。彼因表鬱。此因表氣久虛。其爲汗不得出則一也。鐵樵先生謂此乃內風大病。絕非細故。然平居無病。身如蟲行皮中者。乃爲風信。若陽明病發熱汗不出而身痒者。豈得爲內風哉。

陽明病。反無汗而小便利。二三日嘔而欬。手足厥者。必苦頭痛。若不欬不嘔。手足不厥者。頭不痛。（一云冬陽明）

陽明病。但頭眩。不惡寒。故能食而欬。其人咽必痛。若不欬者。咽不痛。（一云冬陽明）

此兩條詞意明顯。而理不可解。必後人所記。非仲景原文也。玉函並作各陽明病。千金翼並作冬陽明病。卽原注所云矣。

陽明病。無汗。小便不利。心中懊憹者。身必發黃。

無汗。則熱不得外越。小便不利。則水不得外泄。水毒熱毒相藉而鬱蒸。故令心中懊憹而發黃。西醫所謂中毒性黃疸也。柯氏云。口不渴。腹不滿。非茵蔯湯所宜。與梔子蘗皮湯。黃自解矣。

陽明病。被火。額上微汗出。而小便不利者。必發黃。

陽明被火。則熱愈熾而津益傷。熱熾。故額上微汗。津傷。故身無汗而小便不利。發黃乃溶血性黃疸也。柯氏亦主梔子蘗皮湯。

喻氏云。陽明病濕停熱鬱而煩渴有加。勢必發黃。然汗出。熱從外越。則黃可免。小便多。熱從下泄。則黃可免。若誤下之。其熱邪愈陷。津液愈傷。而汗與小便愈不可得矣。誤火之。則熱邪愈熾。津液上奔。額雖微汗。而周身之汗與小便愈不可得矣。發黃之變。安能免乎。

陽明病。脈浮而緊者。必潮熱發作有時。但浮者。必盜汗出。

此條亦不可解。且憑脈測證。非仲景法也。盜汗者。張氏直解云。睡中汗出。如盜賊乘人之不覺而竊去也。

陽明病。口燥。但欲漱水。不欲嚥者。此必衄。

上部充血而熱熾。口鼻粘膜乾燥。故欲漱水。胃中不燥。故不欲嚥。此時乾燥之鼻粘膜不能勝充血之高壓力。則破裂而衄。案氣血上湧而上部充血。是病毒有上溢外越之勢。乃表證也。太陽中篇四十八條五十七條。皆因氣血上湧致衄。皆用麻黃湯。今陽明病有表證。卽是太陽陽明合病。故周氏擬葛根湯汗之。柯氏則擬桃仁承氣犀角地黃（小品方芍藥地黃丹皮犀角屑）輩。此當視其證之緩急。若未衄而太陽證急者。葛根湯。若已衄而血證急者。桃仁承氣犀角地黃擇用。

陽明病本自汗出。醫更重發汗。病已差。尙微煩不了了者。此必大便鞕故也。以亡津液。胃中乾燥。故令大便鞕。當問其小便日幾行。若本小便日三四行。今日再行。故知大便不久出。今爲小便數少。以津液當還入胃中。故知不久必大便也。

自汗之病。更重發汗。則水分排泄過多。腸胃因而燥。大便因而鞕矣。便鞕者微煩。乃生理常態。不獨病後爲然也。今病已差。則調節機能足以自起救濟。使腸粘膜增加分泌以潤下之。此時血中水分爲留供腸粘膜之分泌。則小便自少。醫者觀於小便之次數少。卽知大便之不久出。下文二百五十條云。小便數者。大便必鞕。

二百五十七條云。小便少者。但初頭鞕。後必溏。須小便利。屎定鞕。乃可攻之。皆與此條互發。然此條文氣尤長。以亡津液以下。必出後人沾注耳。汪氏云。病家如欲用藥。宜少與麻仁丸。

山田氏云。右十八條。并叔和所攙入。劉棟以爲後人之言是也。

傷寒嘔多。雖有陽明證。不可攻之。

成氏云。嘔者。熱在上焦。未全入府。故不可下。

山田氏云。此條接前百九十四條（傷寒發熱無汗嘔不能食云云）發之。可見前十八箇條。固是撰次之文矣。嘔多爲少陽未解。少陽者汗吐下皆所禁。故不可攻之。後二百三十七條云。陽明病。脇下鞕滿。不大便而嘔。舌上白胎者。可與小柴胡湯是也。

淵雷案。嘔多不可攻。固因嘔爲少陽證。少陽禁下之故。亦以正氣有驅病向上之勢。不可逆正氣以爲治也。然本論所謂攻者。專指大承氣而言。其他消黃之劑。則稱下。不稱攻。下文二百一十八條云。少與小承氣湯。湯入腹中。轉矢氣者。此有燥屎也。乃可攻之。若不轉矢氣者。此但初頭鞕。後必溏。不可攻之。夫既與小承氣湯矣。猶商量其可攻不可攻。是知小承氣非攻劑也。小承氣猶非攻劑。則調胃承氣大柴胡之類。亦非攻劑可知。故本條所謂不可攻者。禁大承氣。非禁一切消黃之劑也。太陽中篇百九條云。嘔不止。心下急。鬱鬱微煩者。爲未解也。與大柴胡湯下之則愈。此嘔多有陽明證。用大柴胡下之之例。正與此條互發。成氏云不可下。山田主小柴胡。皆坐不知本論字例。混攻下而一之。

陽明病。心下鞕滿者。不可攻之。攻之利遂不止者死。利止者愈。

魏氏云。若胃實者。鞕滿在中焦。今心下鞕滿。非胃實可知矣。雖陽明。亦可以痞論也。主治者仍當察其虛實寒熱。於瀉心諸方中求治法。

汪氏云。結胸證心下鞕滿而痛。此爲胃中實。故可下。此證不痛。當是虛鞕虛滿。故云不可攻也。常器之云。未攻者可與生薑瀉心湯。利不止者四逆湯。愚以須理中湯救之。

淵雷案。大承氣證鞕滿在腹。卽繞臍之部。此鞕滿在心下。故不可用大承氣。魏氏知中焦心下之部位不同。其說旣是矣。猶以心下鞕滿爲痞。而主以瀉心。不知瀉心所治之痞。滿而不鞕也。汪氏知心下鞕滿有陷胸湯丸之下證。乃以此條爲虛鞕虛滿。（程氏張氏直解說略同）夫虛鞕虛滿之病。世多有之。然其病當屬太陰。豈得爲陽明乎。總之。不知攻字專屬大承氣。故曲說如此。心下鞕滿。或屬陷胸。或屬大柴胡。皆非大承氣所主。故云不可攻耳。

陽明病。面合色赤。不可攻之。必發熱。色黃者。小便不利也。

成本色赤作赤色。色黃下無者字。玉函。必上更有攻之二字。皆是。

成氏云。合。通也。陽明病面色通赤者。熱在經也。不可下之。下之虛其胃氣。耗其津液。經中之熱。乘虛入胃。必發熱色黃。小便不利也。柯氏云。面色正赤者。陽氣怫鬱在表。當以汗解。（太陽中篇五十條）而反下之。熱不得越。故復發熱而赤。轉爲黃也。總因津液枯涸。不能通調水道而然。須梔子蘗皮。滋化源而致津液。非滲泄之劑所宜矣。

淵雷案。經病不可攻。其理易知。誤攻而發熱色黃。其理難曉。成柯之說。皆不了了。又案以上兩條。劉棟山田亦以爲後人所記。愚謂不可攻之以上。當是仲景舊文。後半或後人所沾注耳。

陽明病。不吐不下。心煩者。可與調胃承氣湯。

金鑑云。不吐不下心煩者。謂未經吐下而心煩也。其爲熱盛實煩可知。故與調胃承氣湯。瀉熱而煩自除也。柯氏云。若吐下後而煩。爲虛邪。宜梔子豉湯。

山田氏云。病人嘔吐而心煩者。少陽柴胡證也。下利而心煩者。少陰猪膚湯證也。今不吐不下而心煩。乃陽明熱煩。但未至潮熱讝語。便祕腹滿。大渴引飲諸候。故先與調胃承氣湯。以解內熱也。蓋一時權用之方耳。成無己諸人。皆謂未經吐下而心煩也。其說頗鑿。不可從矣。

淵雷案。不吐不下句。山田以爲無嘔吐下利之證。舉柴胡猪膚證對勘。其說甚辨。然經文凡曰下者。皆謂用藥下之。其自下利者。則曰自利下利。或但曰利。若如山田之說。經文當云不嘔不利。今云不吐不下。明是未經用藥吐下。舊注實不鑿。又吐下後心煩。亦有宜調胃承氣者。仲景舉不吐不下。所以示心煩之屬實不屬虛。非謂吐下後禁用調胃承氣也。

陽明病脈遲。雖汗出不惡寒者。其身必重。短氣腹滿而喘。有潮熱者。此外欲解。可攻裏也。手足濈然汗出者。此大便已鞕也。大承氣湯主之。若汗多。微發熱惡寒者。外未解也。（一法與桂枝湯）其熱不潮。未可與承氣湯。若腹大滿不通者。可與小承氣湯。微和胃氣。勿令至大泄下。

外未解也下。千金外臺並有桂枝湯主之五字。勿令下。成本無至字。外臺作致。千金此句作勿令大下。

山田氏云。本節雖字。當在陽明病下。否則文法不穩。前第八十九條曰。瘡家雖身疼痛。不可發汗。同一文法。言此條雖脈遲汗出而不惡寒。是以知為陽明病也。且其身必重。短氣腹滿而喘。則其非太陽表邪可知矣。若雖脈遲汗出而惡寒發熱者。表未解也。不可攻之。脈遲汗出而惡寒。乃桂枝證。二百四十條云。陽明病。脈遲。汗出多。微惡寒者。表未解也。可發汗。宜桂枝湯。今乃雖脈遲汗出。然不惡寒。故識其爲陽明病也。

元堅云。大承氣條曰脈遲。小承氣條曰脈滑而疾。（二百二十三條）是兩相對待之詞。而遲脈實爲應下之正候。千金方以脈朝夕駃爲實癖可下。可疑。濈然汗出有二端。有遍身濈濈者。爲裏熱蒸迫之故。有手足濈濈者。爲邪熱內結之徵。巢源活人書並有掌心汗溼之說。

湯本氏云。其身必重。與表證之身重異。因胃家實。消化管內病毒充積。壓裏水（腹內之體液也）以出於外故也。加以短氣腹滿而喘。有潮熱者。知其外證既去。可以攻裏。又見手足濈然汗出。則爲裏熱奪取水分。大便已鞕之徵候。故主大承氣湯。淵雷案。湯本釋身重之故。不審濕滯。此可以釋雜病。不可以釋陽明也。雜病身重。多屬濕滯。陽明則胃家實而燥，決非濕滯可知。陽明病有讝語身重。似神經麻痺者。又有棄衣狂走。登屋踰垣。似神經興奮者。雖未知其所以然之審。要是高熱持久。神經受灼。或體內產生毒質。以刺激其神經耳。潮熱。詳百一十條。

尾臺氏云。雖大滿不通。而未至於潮熱。故與小承氣湯以和之。故曰與。而不曰主之。子炳以為大承氣湯證。畚惟間煥類聚方集覽也誤也。且曰。外證雖微。發熱惡寒。已稱微。亦何拘拘。案亦子炳語是亦誤。凡發熱惡寒未去者。仲景未嘗有用大小承氣湯者。失之毫釐。謬以千里。執匕臨病者。可不慎哉。又按腹大滿不通。疑腹滿大便不通之誤。

大承氣湯方

大黃四兩酒洗　厚朴半斤炙去皮　枳實五枚炙　芒消三合

右四味。以水一斗。先煮二物。取五升。去滓。內大黃。更煮取二升。去滓。內芒消。更上微火一兩沸。分溫再服。得下。餘勿服。

外臺。大黃下無酒洗字。是。

本論可下篇云。病腹中滿痛者。此為實也。當下之。宜大承氣大柴胡湯。

總病論云。凡脈沈細數爲熱在裏。又兼腹滿咽乾。或口燥舌乾而渴者。或六七日不大便。小便自如。或目中瞳子不明。無外證者。或汗後脈沈實者。或下利三部脈皆平。心下堅者。或連發汗已。不惡寒者。或已經下。其脈浮沈按之有力者。宜大承氣湯。

醫壘元戎云。大承氣湯。治大實大滿。滿則胸腹脹滿。狀若合瓦。大實則不大便也。痞滿燥實四證俱備則用之。雜病則進退用之。

內臺方議云。仲景所用大承氣者。二十五證。雖曰各異。然卽下泄之法也。其法雖多。不出大滿大熱大實。其脈沈實滑者之所當用也。

傷寒蘊要云。大抵下藥。必切脈沈實。或沈滑沈疾有力者。可下也。再以手按臍腹。鞕者。或叫痛不可按者。則下之無疑也。凡下後不解者。再按臍腹。有無鞕處。如有手不可按。下未盡也。復再下之。若下後腹中虛輭。脈無力者。此爲虛也。

古今醫統云。大承氣湯。治癲狂熱壅。大便祕結。

傷寒緒論云。治病人熱甚。脈來數實。欲登高棄衣。狂言罵詈。不避親疎。蓋陽盛則四肢實。實則能登高也。大承氣湯。

直指方云。熱厥者。初病身熱。然後發厥。其人畏熱。揚手擲足。煩躁飲水。頭汗。大便祕。小便赤。怫鬱昏憒。蓋當下失下。氣血不通。故四肢逆冷。所謂熱深則厥深。所謂下證悉具見厥逆者。此也。與大承氣湯。

小青囊云。大承氣湯。治舌四邊微紅。中央見灰黑色。此由失下所致。用本方退之。又治舌見黃胎。黑點亂生者。其證必渴而譫語。又治舌見灰黑色。有黑紋。脈實者。

痘證寶筏云。承氣湯。痘色赤紫。形塌頂焦。齒燥脣裂。腹脹悶拒按。舌刺譫語。睡臥不穩。不能起坐者。皆因燥屎閉結。用此去之。則毒火泄。痘自起。色轉紅活。但須認清實熱。不可妄用。誤投誤下。則虛其元氣。反致內陷。禍如反掌。

吳又可最善用承氣湯。學者當取溫疫論讀之。今錄其應下諸證如次。曰舌白胎漸變黃胎。曰舌黑胎。曰舌芒刺。曰舌裂。曰舌短。舌硬。舌卷。曰白砂胎。曰脣燥裂。脣焦色。脣口皮起。口臭。鼻孔如煙煤。曰口燥渴。曰目赤。咽乾。氣噴如火。小便赤黑。涓滴作痛。小便極臭。揚手擲足。脈沈而數。曰潮熱。曰善大息。曰心下滿。心下高起如塊。心下痛。腹脹滿。腹痛按之愈痛。心下脹痛。曰頭脹痛。曰小便閉。曰大便閉。轉屎氣極臭。曰大腸膠閉。（謂大便如粘膠極臭）曰協熱下利。熱結旁流。曰四逆。脈厥。體厥。曰發狂。案以上諸證。非謂皆宜大承氣。亦有宜小承氣調胃承氣者。學者當臨事參酌。

方極云。大承氣湯。治腹堅滿。若下利臭穢。若有燥屎者。凡有燥屎者。臍下必磊砢也。肌膚必枯燥也。雉間煥云。以手按腹。病人兩手護之。眉皺作楚。是也。

方機云。大承氣湯。治發潮熱。大便鞕者。腹滿難解者。腹滿脹而喘。兩便不通。一身面目水腫者。潮熱讝語。大便鞕。或有燥屎者。腹滿痛。大便不通者。大便不通。煩而腹滿者。目中不了了。睛不知。大便鞕者。自利清水。心下痛。口乾燥者。胸滿口噤。臥不著席。腳攣急。咬牙者。腹中有堅塊。大便不通者。痘瘡腹大滿。兩便不通。或讝語口乾咽燥者。痢疾讝語。或腹滿痛而不能食者。食滯腹急痛。大便不通。或嘔利者。

類聚方廣義云。大承氣湯。凡痼毒壅滯症。其人腹中堅實。或鞕滿大便難。胸腹動悸。或喜怒無常。或不寐驚惕。健忘怔忡。或身體不仁。或戰曳癱瘓。筋攣骨痛。或言語蹇澀。緘默如偶人。飲啖倍常。或數十月不食不饑。等變怪百出。不可名狀。世或稱狂。或稱癎。或稱中氣中風。或稱心脾虛者。能審其脈狀腹證。以此方與眞武湯附子湯桂枝加苓朮附湯桂枝去芍藥加蜀漆龍骨牡蠣湯等交用。更間服七寶丸十幹丸之類。寬猛並行。犄角以攻。則可回罷癃於安全。救橫夭於垂絕。

又云。脚氣。胸腹鞕滿。一身浮腫。胸動如怒濤。短氣而嘔。二便閉澀者。衝心之基也。非此方。則不能折衝其迅劇之勢。盪滌其結轄之毒也。

又云。脚氣症。其人胸中跳動。心下鞕。短氣腹滿。便祕脈數者。其狀雖似緩症。決不可輕視。必有不測之變。早用此方。逐除鬱毒。則不至大患。

又云。痘瘡麻疹。惡熱腹滿。煩躁讝語。黑胎燥裂。不大便而渴。或自利臭穢者。死在須臾。宜此方。

又云。痿躄。腹中有堅塊。便祕口燥。脈實有力者。非此方則不能治。與附子湯眞武湯等交替互用。亦佳。淵雷案痿論有治痿獨取陽明之語。此言鍼刺宜取陽明經脈。故下文云各補其滎而通其俞是也。鍼刺所取經脈。與本論六經之病。其名雖同。其實則異。後人因痿病多可淸可之下證。遂附會痿論以議方藥。謂卽治痿獨取陽明之義。誤矣。尾臺氏以大承氣攻痿。固是經驗之談。然使附會家聞之。益將振振有辭。夫按穴下鍼。則謂之取。未聞服藥而曰取者。且與附子眞武諸湯互用。將謂治痿兼取少陰乎。弗思甚也。

又云。治痢疾大熱。腹滿。痛如錐刺。口舌乾燥。或破裂。大便日數十百行。或便膿血者。

又云。治狂症。大言罵詈。晝夜不眠。飲啖過常。胸腹滿。大便不通者。

又云。治疝積留飲。痛不可忍。胸腹煩滿。心下堅鞕。二便不利。或時吐下黑物者。

又云。急驚風。心下堅。腹滿口噤。肢體強急。脈數實者。宜此方。

又云。破傷風。其暴劇者。舉體强直。直視不語。胸腹鞕滿。二便不利。其死不旋踵。此方或可僥倖一生。若不能服者。宜紫圓。

又云。平居便祕。腹滿上逆者。或冒酷暑祁寒。或爲鯨飲過食。則眼目昏暗。赤脈四起。有忽然失瞻視者。急與此方下之。可以速愈。

又云。病者飲食無味。或食中食後頻吐白沫。或嘈雜刺胸。或食物停觸胸膈爲痛。或食後惡心。懊憹不安。或得吐反快。腹裏堅靭。有癥塊者。隔噎之漸也。若迨其精氣未衰。疾苦未深。嚴絕世事。愼酒色。專爲靜養調攝。以此方柔和弦靭。削平癥結。灸五椎至十四五椎弗怠。則不至大患而獲治。消石大圓大黃消石湯。亦可撰用。

淺田氏云。亡友尾臺良作。屢稱治脚氣腫滿衝心。莫若大承氣湯。余壯年時。未信其說。其後中橋大鋸街一商夫。年二十四五許。患脚氣。兩脚麻痺微腫。服藥四五日。脚疾如失。其人大喜。慢於食禁。動作五六日。忽腹滿如鼓。大小便不利。氣急促迫。兩脚滿腫。脈洪數。余診而驚駭。以爲衝心在瞬息間也。欲與降氣利水之劑。繼思此人適恣飲啖。或當有停滯胃實之證。須先去宿滯而後治衝心。乃急令服大承氣湯二貼而小便稍利。腹滿稍減。連服五六貼。大便漸通。諸證皆安。十餘貼大患霍然而愈。據是余始服良作之說。又閱三位中將所著書名琉璃壺者云。若見必死之病。可用承氣。勿令人知。其語甚趣。寵安常總病論云。榮衞不通。耳聾囊縮。昏不知人。速用承氣湯下之。則五死可保一生。從容救溺。勿令病人水漿不入湯液不下。無可柰何云云。亦同意也。又有用此方於小便閉者。治療雜話云。小便閉之證。宋朝方書。多用猪澤或萹蓄木通等利水藥。然小便閉。涓滴不通。小腹鞕滿。有悶亂證者。非尋常利水藥所能通。若大便祕而堅者。可用大承氣。大便通。則小便亦以是而通。是屢所經驗者也。又云。病後小便閉。雖屬例外。若無病之人。壯實之人。小便急閉。則莫善於大承氣。要知急閉爲實證。所謂欲得南風。須開北牖。欲導豬水。須開支流。由此理也。醫者不可無此活法。湯本氏云。本方證之腹滿。以臍部爲中心。其堅滿在臍之上下左右。而心下及下腹部多無變化。（少腹堅痛者爲例外）若心下鞕者。疑似大柴胡湯之心下痞鞕。然彼必有胸脅苦滿。而本方無之。以此可以判別。若此二方之證併發時。當權其劇易緩急。定其孰先投。孰後投。或二方併用之。又大黃牡皮湯證之劇者。或與大柴胡湯證併發者。往往酷似本方證。甚難鑑別。復次本方雖能除燥屎。然除燥屎非本方之特能。調胃承氣湯亦能除之。不可據燥屎一證而漫投本方也。

明理論云。承順也。傷寒邪氣入胃者。謂之入府。府之爲言聚也。胃爲水穀之海。榮衞之源。水穀會聚於胃。變化而爲榮衞。邪氣入於胃也。胃中氣鬱滯。糟粕祕結。壅而爲實。是正氣不得舒順也。本草曰。通可去滯。泄可去邪。塞而不利。閉而不通。以湯蕩滌。使塞者利而閉者通。正氣得以舒順。是以承氣名之。山田氏云。承氣湯四方。以大承氣爲主。成無己所解甚是也。後世諸家亦皆遵奉之。無敢間言者。雖然。古今字書韻書。並不見以承訓順者。於是乎信且疑者數年。庚子夏日。適繙詩之大雅抑篇。則云。繩繩子孫。萬民靡不承。鄭玄箋云。言承順也。孔穎達云。天下之衆民。無有不承順而奉行之。乃曩者所疑。渙然冰釋。怡然理順。又嘗考宋書樂志漢宗廟食舉十三曲其第十二曰承元氣。豈非承氣之名所職由者耶。又按周易云。至哉坤元萬物資生。乃順承天。禮記樂記曰理發於外而民莫不承順。史記秦始皇紀云。宇縣之中承順聖意。晉書陳騫傳云。時牽弘爲揚州刺史。不承順騫命。合而考之。承順連用。承亦有順義者。自彰彰矣。

金鑑云諸積熱結於裏而成滿痞燥實者。均以大承氣湯下之也。滿者腹脅滿急䐜脹。故用厚朴以消氣壅。痞者心下痞塞硬堅。故用枳實以破氣結。燥者腸中燥屎乾結。故用芒消潤燥軟堅。實者腹痛大便不通。故用大黃攻積瀉熱。淵雷案大黃久煑則所含樹脂質溶解。入腸即被吸收。不能刺激腸粘膜而促其蠕動。故峻下之劑。大黃須後內輕煑。冷浸尤佳。諸承氣煑法。惟大承氣大黃後內。深合藥理。芒消則久煑輕煑。其效無異。取溶盡爲度可矣。

舒氏云吾家有時宗者。三月病熱。予與仲遠同往視之。身壯熱而譫語。胎刺滿口。

穢氣逼人。少腹鞕滿。大便閉。小便短。脈實大而遲。仲遠謂熱結在裏。其人發狂。小腹鞕滿。胃實而兼畜血也。法以救胃爲急。但此人年已六旬。證兼畜血。下藥中宜重加生地黃。一以保護元陰。一以破瘀行血。予然其言。主大承氣湯。硝黃各用八錢。加生地一兩。搗如泥。先炆數十沸。乃納諸藥同煎。連進五劑。得大下數次。人事貼然。少進米飲。一二口輒不食。呼之不應。欲言不言。但見舌胎乾燥異常。口內噴熱如火。則知裏燥尚未衰減。復用犀角地黃湯加大黃。三劑。又下膠滯二次。色如敗醬。臭恶無狀。于是口臭乃除。裏燥仍盛。三四日無小便。忽自取夜壺小便一回。予令其子取出視之。半壺鮮血。觀者駭然。經言血自下。下者愈。亦生地之功也。復診之。脈轉浮矣。此潰邪有向表之機。合以柴胡湯迎其機而導之。但此時表裏俱還熱極。陰津所存無幾。柴胡亦非所宜。惟宜白虎湯加生地黃芩以救裏。倍用石膏之質重氣輕。專達肌表而兼解外也。如是二劑。得微汗而脈靜身涼。舌胎退而人事清矣。再用清燥養榮湯。（知母天花粉當歸白芍地黃陳皮甘草）二十劑而全愈。

醫學正傳云。治一人。六月投淵取魚。至深秋雨涼。半夜小腹痛甚。大汗。脈沈弦細實。重取如循刀責責然。夫腹痛脈沈弦細實如循刀責責然。陰邪固結之象。便不當有汗。今大汗出。此必瘀血留結。營氣不能內守。而滲泄於外也。且弦脈亦肝血受傷之候。與大承氣加桂。二服。微利痛減。連日於未申時。復堅硬不可近。與前藥加桃仁泥。下紫血升餘。痛止。脈雖稍減而責責然猶在。又以前藥加川附子。下大便四五行。有紫黑血如破絮者二升而愈。淵雷案。此案初診時。蓋因腹痛用承氣。因自汗加桂枝。（以桂枝湯之主療爲桂枝之主療可商）再診則試加桃仁而下血。事後追惟。乃有瘀血留結。肝血受傷等議論耳。古人醫案。皆記其得效者。不記其不效者。得效之案。又必冠以見微知著之診斷。使後之讀者。徒驚其神奇。莫知其操何術以致此。夸張衒鬻之習。吾疑之久矣。卽如此案。脈弦主痛。痛在小腹。卽是小腹急結之重證。本非大承氣所主。大汗而弦脈兼細。則證兼陰寒。當逕用桃核承氣加附子。與大黃附子湯同意。方爲對證。不然。既知瘀血留結。何不卽用桃仁耶。吾人治醫。往往平時了了。臨病茫然。豈敢妄詆古人。薄其方技。特載筆傳後。不當以試效爲先知耳。

小承氣湯方

大黃四兩酒洗　厚朴二兩炙去皮　枳實三枚大者炙

右三味。以水四升。煑取一升二合。去滓。分溫二服。初服湯。當更衣。不爾者。盡飲之。若更衣者。勿服之。

二服以下外臺作若一服得利。譫語止。勿服之。當是千金翼作初服譫語卽止。服湯當更衣。不爾盡服之。

醫壘元戎云。小承氣湯。治痞實而微滿。狀若飢人食飽。腹中無轉失氣。卽大承氣只去芒消。心下痞。大便或通。熱甚。宜此方。

保命集云。順氣散。卽本方治中熱在胃而能食。小便赤黃。微利。至不欲食爲效。不可多利。

拔萃方云。順氣散。卽本方消中者。熱在胃而能飲食。小便赤黃。以此下之。不可多利。

徵微利。至不欲食而愈。

入門良方云。小承氣湯。治痢初發。精氣甚盛。腹痛難忍。或作脹悶。裏急後重。數至圊而不能通。窘迫甚者。

傷寒緒論云。少陰病。手足厥冷。大便祕。小便赤。脈沈而滑者。小承氣湯。

幼科發揮云。三化丸。即本方去胸中宿食菀蘊之熱。

小青囊云。小承氣湯。治痘飲冷傷食腹痛甚者。

方極云。小承氣湯。治腹滿而大便鞕者。

方機云。小承氣湯。治腹滿大便不通者。汗多大便鞕譫語者。發潮熱。大便初頭鞕。後必溏者。微煩。小便數。大便鞕者。下利譫語者。大便不通。噦而譫語者。

類聚方廣義云。傷寒噦逆症。有屬熱閉邪實者。有屬寒飲精虛者。又有因蚘蟲者。宜精診甄別以措方。世醫皆懼吃逆。故一見噦症。則概為胃寒虛脫。而用治噦之劑。可謂粗矣。王宇泰用瀉心湯。小承氣湯。調胃承氣湯。桃仁承氣湯。龔廷賢用黃連解毒湯白虎湯。可謂獨具隻眼。

溫疫論云。三承氣湯功用彷彿。熱邪傳裏。但上焦痞滿者。宜小承氣湯。中有堅結者。加芒消耎堅而潤燥。病久失下。雖無結糞。然多粘膩結臭惡物。得芒消則大黃有蕩滌之能。設無痞滿。惟存宿結。而有瘀熱者。調胃承氣宜之。三承氣功效俱在大黃。餘皆治標之品也。不耐藥湯者。或嘔或畏。當爲細末蜜丸湯下。淵雷案。吳氏論三承氣之異。精覈可法。蓋調胃承氣結實而腹不滿。小承氣腹滿而不結實。大承氣結實且滿。此腹診之大較也。又金匱腹滿篇有厚朴三物湯。痰飲篇有厚朴大黃湯。藥味俱同小承氣。而分量頗異。學者當互考之。

陽明病。潮熱。大便微鞕者。可與大承氣湯。不鞕者。不可與之。若不大便六七日。恐有燥屎。欲知之法。少與小承氣湯。湯入腹中。轉失氣者。此有燥屎也。乃可攻之。若不轉失氣者。此但初頭鞕。後必溏。不可攻之。攻之必脹滿不能食也。欲飲水者。與水則噦。其後發熱者。必大便復鞕而少也。以小承

氣湯和之不轉失氣者。愼不可攻也。

玉函。轉失氣並作轉矢氣。其後發熱作其後發潮熱。皆是。

愈弁續醫說引醫學全書云。轉失氣是下焦泄氣。俗云去屁也。考之篇韻。屎矢通用。竊恐傳寫之誤矢爲失耳。宜從轉矢氣爲是。且文理頗順。若以失字。則於義爲難訓矣。山田氏云。轉矢氣乃推轉燥屎之氣。失當作矢爲是也。左傳文公十八年云。以君命召惠伯殺而埋之馬矢之中。史記廉頗傳云。頃之三遺矢矣。莊子云。夫愛馬者。以筐盛矢。以蜃承溺。皆與屎通用也。一說謂。轉失氣。動轉失泄之氣也。(以上)(十字係傷寒直格文)註家改作矢。非也。論中云燥屎者若干。而不見一作燥矢者。豈獨於放屁避之乎。(以上隱菴括一說)殊不知不書轉屎氣而書轉矢氣。蓋是不期然而暗然者。猶孟子書中引詩書。書必用曰字。而一無用云字者。詩必用云字。而其用曰字者十中僅有一。又猶如亡命之未嘗作亡名。赤子之未嘗作尺子。要領之未嘗作腰領焉。且也。一書中本字假字幷用者。亦不一而足。如莊子或云以筐盛矢。或云道在屎溺。

又大學聖經一章云而后者凡十有二。皆用后字。惟物有本末一節獨用後字。不遑枚舉。豈以無燥屎之一作燥矢者疑之哉。

成氏云。潮熱者實。得大便微鞕者。便可攻之。若不鞕者。則熱未成實。雖有潮熱。亦未可攻。若不大便六七日。恐有燥屎。當先與小承氣湯漬之。如有燥屎。小承氣湯藥勢緩。不能宣泄。必轉氣下失。若不轉失氣。是胃中無燥屎。但腸間少鞕耳。止初頭鞕。後必溏。攻之則虛其胃氣。致腹脹滿不能食也。淵雷案。成氏讀轉失氣如字。非是。其所謂胃中。乃指腸中。所謂腸間。乃指直腸之中。其餘順文注釋。皆平允可從。惟不大便六七日。當指未潮熱者而言。不然。微鞕者已可與大承氣湯。不大便者反不可與耶。以其未潮熱。故不敢遽攻。姑以小承氣試之耳。此說本之小丹波。可補成注之未備。又凡誤攻而愈脹滿者爲難治。以其既無燥屎。則徒傷腸胃。且令下腹部充血。故愈覺脹滿也。救之之法。不外四逆理中諸湯。已若誤攻而喘急者。死不治。內經謂之下之息高。因體內僅有之血液。悉聚於下腹部。枝氣管不得榮養而痓攣故也。

舒氏云。此條原文止在攻之必脹滿不能食也。文意已畢。其下數句。平空插入。亦後人之誤。山田氏云。欲飲水以下三十八字。係王叔和之攙。當削之。錢潢不知爲叔和之言。苦其難通。終以其後發熱以下之文。移在不轉失氣句下。雖然。業既曰愼不可攻。則豈更曰不可攻之乎。淵雷案。此三十八字。蓋後人遇誤攻之病。有飲水而噦。其後復發潮熱者。遂記注於本條之下。復經傳寫。遂誤入正文耳。非必叔和所攙也。飲水而噦。非誤攻後必見之證。不足爲學者法式。削之爲是。

夫實則讝語。虛則鄭聲。鄭聲者。重語也。直視讝語。喘滿者死。下利者亦死。

鄭聲者重語也六字。外臺作細注。是。直視以下。成氏諸本多分爲別條。

成氏云。內經曰。邪氣盛則實。精氣奪則虛。（案見通評虛實論）讝語由邪氣盛而神識昏也。鄭聲由精氣奪而聲不全也。張氏直解云。實則讝語者。陽明燥熱甚而神昏氣亂。故不避親疏。妄言罵詈也。虛則鄭聲者。神氣虛而不能自主。故聲音不正而語言重複。卽素問所謂言而微。終日。乃復言者是也。直視者。精不灌目。目系急而不轉也。喻氏云。此條當會意讀。謂譫語之人。直視者死。喘滿者死。下利者死。其義始明。程氏云。直視譫語。尙非死證。卽帶微喘。亦有脈弦者生一條。（二百二十一條）唯兼喘滿兼下利。則眞氣脫而難回矣。山田氏云。此條主譫語立論。所謂下利者。亦譫語而下利也。大氐病人譫語而下利者。多屬死證。然間亦有得而治者。厥陰篇所載。下利譫語者。有燥屎也。宜小承氣湯是也。故曰下利者亦死。亦字有味。喘滿卽喘懣。因喘而懣也。後二百二十六條云。若下之早。語言必亂。乃謂鄭聲也。再按此條。恐是叔和攙入之言。

淵雷案。此條因譫語而辨死證。不知是否仲景文字。其言頗未愜當。故喻程山田諸君。見解各異矣。今所當知者。凡重篤之病。皆有死之可能。而直接致人於死者。實爲心若肺若腦之機能停息。吾儕既知生理病理之大概。則臨床視疾。自知若者爲心病之證。若者爲肺病腦病之證。三者見其一。病則難治。見其二。病則危急。

三者具見。其病乃百無一生。此爲辨別死生之有系統方法。凡讝語鄭聲。直視歧視戴眼。痙攣搐搦。以及循衣摸床之等。皆腦證也。脈微細欲絕。各種特異之脈搏。以及脣爪靑紫。鬱血浮腫。皆心證。而亦容有腦證參雜其間。蓋血管神經。或迷走神經有病。亦能致鬱血及特異脈搏。欲辨其是否純心證。當用西法聽診也。喘鳴息迫。(亦有心臟性喘息)各種特異之呼吸。肺證也。此條直視讝語而喘滿。是腦證與肺證兼見。故當十死七八。若下利。則甚有出入。未可概以爲死證矣。又讝語不過官能上疾患。多數因腸有燥屎而起。下其燥屎。讝語自止。直視則因視神經動眼神經滑車神經等之痲痺。常因腦底有病竈而起。乃實質上病變。故鈞是腦證。直視尤危於讝語。又案讝語鄭聲。皆指意識喪失之妄言。而讝語屬陽明。鄭聲屬少陰。故以虛實分之。鄭聲字本出論語。云惡鄭聲之亂雅樂。云鄭聲淫。是也。成氏直以鄭聲不正爲解。然臥病妄言。豈有作淫靡之聲以自樂者。故王肯堂樓全善諸君。據重語也之注文。謂爲鄭重頻繁。重疊殷勤之意。驗之病者。亦殊不爾。蓋陽明讝語。其聲充實有力。常與昏睡之鼾聲俱起。呼之難醒。或竟不醒。既醒亦不遽昏。少陰鄭聲。則低弱無力。斷續不成詞句。呼之遽醒。可以應答無譌。而轉瞬卽復昏蒙。此譫語鄭聲之大概也。然鑑別陽明少陰。總當脈證互參。必欲斤斤於譫語鄭聲。隘矣。

發汗多。若重發汗者。亡其陽。譫語。脈短者死。脈自和者不死。

玉函作。發汗多。重發其汗。若已下復發其汗。亡其陽云云。

汪氏云。此係太陽病轉屬陽明譫語之證。本太陽經得病時。發汗多。轉屬陽明。重發其汗。汗多亡陽。汗本血之液。陽亡則陰亦虧。津血耗竭。胃中燥實而譫語。譫語者。脈當弦實或洪滑。爲自和。自和者。言脈與病不相背也。是病雖甚。不死。若譫語脈短者。爲邪熱盛。正氣衰。爲陽證見陰脈也。以故主死。

柯氏云。亡陽。卽津液越出之互辭。淵雷案。今人所謂亡陽。卽西醫所謂虛脫。乃至危極急之證。二三小時可以畢命。非大劑薑附。莫能挽救。本論所謂亡陽。多非薑附證。如本條及救逆湯條是也。惟大青龍湯方後云。若復服。汗多亡陽。遂虛。惡風煩躁不得眠。乃卽虛脫之證耳。

傷寒。若吐若下後不解。不大便五六日。上至十餘日。日晡所發潮熱。不惡寒。獨語如見鬼狀。若劇者。發則不識人。循衣摸牀。惕而不安。（一云順衣妄撮怵惕不安）微喘直視。脈弦者生。濇者死。微者但發熱讝語者。大承氣湯主之。若一服利。則止後服。

玉函。日晡所作日晡時。摸牀作撮空。惕而作怵惕。脈經讝語下無者字。案者字衍文也。

此條論陽明病腦證狀之劇者。若吐上疑脫若發汗三字。發汗吐下而病猶不解。乃病勢自重。傳變而爲陽明。非發汗吐下之過。何以知之。若誤汗誤吐下。其變證當爲亡陽。爲朝食暮吐。爲結胸。爲痞。今不爾。故知非誤治之逆。乃自然傳變也。傳爲陽明而潮熱不大便。則熱勢正熾。先曾發汗吐下。則津液已傷。熱熾而津傷。故腦證特劇。以其旣闕濡養。復受熱灼故也。獨語如見鬼狀。卽讝語也。讝語不識人。

循衣摸牀直視。皆腦證狀。弦脈因血管之神經緊張所致。腦證見弦脈。爲脈證符合。故可生。脈濇則因血少而循環不利。血既少矣。下之則懼其液脫。不下則病毒無由得去。故主死。此指重劇之證而言。若其證比較的輕微者。但發潮熱讝語而已。證之微劇雖殊。既是潮熱讝語。則皆主大承氣湯。山田氏以爲劇者宜大承氣。微者宜小承。氣亦可備一。說醫者既知大小承氣之用法。更察病人邪正之盛衰。則隨宜處治。活法在人。讀書正不必死煞句下也。

金鑑云。循衣摸床。危惡之候也。大抵此證多生於汗吐下後。陽氣大虛。精神失守。經曰。四肢諸陽之本也。陽虛。故四肢擾亂。失所倚也。以獨參湯救之。汗多者以參耆湯。厥冷者以參附湯治之。愈者不少。不可概謂陽極陰竭也。

本事方云。有人病傷寒。大便不利。日晡發潮熱。手循衣縫。兩手撮空。直視喘急。更數醫矣。見之皆走。此誠惡候。得之者十中九死。仲景雖有證而無法。但云脈弦者生。濇者死。已經吐下。難以下藥。謾且救之。若大便得通而脈弦者。庶可治也。與小承氣湯。一服而大便利。諸疾漸退。脈且微弦。半月愈。予嘗觀錢仲陽小兒直訣云。手循衣領及捻物者。肝熱也。此證在玉函列於陽明部。蓋陽明者胃也。肝有熱邪。淫於胃經。故以承氣瀉之。且得弦脈。則肝平而胃不受克。此所謂有生之理。讀仲景論。不能博通諸醫書。以發明其隱奧。吾未之見也。淵雷案。本條大承氣湯主之。賅劇微二者而言。許氏誤以為但主微者一證。乃謂仲景有證而無法。非也。仲陽以循衣捻物為肝熱。肝指神經。其說固是。陽明病有此證。則因熱熾而神經受灼。初非神經系統之原發病。是為胃熱淫肝。故承氣瀉胃而肝自愈。許氏以為肝熱淫胃。因果倒置矣。其言下後脈且微弦。若非心理作用之幻覺。則裝點以自神其說耳。不然。大便未通時。脈果何似耶。叔微雖能用仲景法。其見解錯誤多類此。

張氏直解云。丁巳秋。予治一婦人傷寒九日。發狂面白譫語。不識人。循衣摸牀。口目瞤動。肌肉抽搐。遍身手足盡冷。六脈皆脫。死證悉具。諸醫皆辭不治。予因審視良久。聞其聲重而且長。句句有力。乃曰。此陽明內實。熱鬱于內。故令脈道不通。非脫也。若眞元敗絕而脈脫。必氣息奄奄。不久卽死。安得有如許氣力。大聲疾呼。久而不絕乎。遂用大承氣湯。啟齒而下。夜間解黑糞滿牀。脈出身熱神清。舌燥而黑。更服小陷胸湯二劑而愈。因思此症大類四逆。若誤投之。立死。硝黃固不可以誤投。參附又豈可以輕試也哉。淵雷案。此證因審是譫語而非鄭聲。故毅然投承氣。可謂卓然不惑者矣。若參以腹診。當尤易辨。

古方便覽云。一賈人年六十。患熱病。諸藥雜投。日以增劇。至十七八日。耳聾目瞑。不知人。脣焦舌黑。譫妄燥渴。唯索冷水。水入則嘔噦。揚手舞足。病勢危甚。家人待斃而已。余按其腹。鞕滿而有疼痛之狀。乃作大承氣湯三劑飲之。其夜下鞕屎五六枚。明早得目明耳聞。始知人事。然口渴未止。猶欲飲冷水。余弗禁。恣飲之。至三日。不復欲飲。仍與前方。服十餘劑。諸證日除。復診時。心下痞鞕。腹中雷鳴。更作半夏瀉心湯及三黃丸飲之。病全愈。

又云。一男子年四十有餘。熱病十八九日。口不能言。目不得正視。身體不動。手足淸冷。諸醫以爲陰證。與參附輩。不得寸效。余診之。兩脈如蜘蛛絲將絕。候其腹。臍下有物磊砢。乃作大承氣湯飲之。通燥屎五六枚。諸證頓退。

又云。一老人患偏頭痛。其痛如刀刳。歷四十餘日。諸醫不能療。余診之。腹鞕滿。大便不通十四日。舌上黃胎。面目黧黑。乃與此方五劑。下利五六行。諸證頓退。六七日而全治。

方伎雜誌云。近江屋三左兵衞門之主管傷寒請治。病人妄言。時欲起走。家人恆抱持之。按臥牀上。其證腹滿大渴。舌上乾燥。齒齦黑色。錯語不已。二便不利。脈沈微。因與大承氣湯三貼。下臭穢黑便甚多。至第三日。精神頗爽。但夜間驚恐不得安眠。因與柴胡加龍骨牡蠣湯。凡三十餘日而瘳。問其病中情形。則云覺諸道商船雲集。應付極忙。不自覺其病苦。病中常欲起走。卽由於此。醫謂此病當服人參。服之遂劇。云。班孟堅有言。有病不治。常得中醫。洵不誣也。

又云。某婦以大疫乞診。夜漏將殘。急往診之。年三十許。病過十日。大熱大渴。雖譫言錯語。而口舌乾燥卷縮。所言殊不分明。神氣昏冒。脈洪數。眼中眊眊。便閉已八九日。余與大承氣湯。穢物雜下。每日七八行。經四五日。神氣稍復。自言尻痛。看護人以爲褥瘡。令側臥視之。則鸛口疽已成膿矣。蓋瘀血留滯於長強邊。欲成腫瘍。以邪熱蒸灼。發動釀膿也。初起必甚痛。以人事不省。反不知痛。亦不幸中之大幸矣。時邪熱尚盛。故猶與大承氣湯。疽上貼左突膏。潰後。疽口陷下五六分。徑及一寸二三分。於是以破敵膏遍塗瘡口上。蓋中黃膏。日易三次。以取膿。內服大黃牡丹皮湯及伯州散。三十餘日。疫與疽俱愈。

陽明病。其人多汗。以津液外出。胃中燥。大便必鞕。鞕則譫語。小承氣湯主之。若一服譫語止者。更莫復服。

柯氏云。多汗是胃燥之因。便鞕是譫語之根。一服譫語止。大便雖未利。而胃濡可知矣。淵雷案。無大實大滿之證。但便鞕譫語。故主小承氣。譫語既止。則大便雖鞕。不宜過下。懼其傷津液也。

陽明病。讝語。發潮熱。脈滑而疾者。小承氣湯主之。因與承氣湯一升。腹中轉失氣者。更服一升。若不轉失氣者。勿更與之。明日又不大便。脈反微濇者。裏虛也。爲難治。不可更與承氣湯也。

脈經千金翼並作承氣湯主之。無小字。趙刻本轉失氣並作轉氣。今從成本補玉函作轉矢氣。是。

尾臺氏云。陽明病云云。脈滑而疾者。是大承氣湯證也。脈經千金俱無小字爲是。因與承氣湯以下。後人之註文。當删。山田氏云。小字衍文。當從脈經千金翼删之。腹中上脫湯入二字。當從前二百十八條文補之。明日已下十七字。別是一章。承前文發之。明日又三字。當作陽明病。蓋以陽字省文作阳。一訛爲日。明病再訛爲明日。又已不可更與承氣湯也八字。古註文攙入。亦當删之。承氣湯不言大小者。要在隨證辨用也。言陽明病讝語發潮熱。不大便。脈滑而疾者。此爲裏實。承氣湯主之。本文雖不及不大便。脈證既已若斯。則其不大便者。可從而知也。因與承氣湯一升。湯入腹中。轉矢氣者。是有燥屎。可更與一升。以下之。若其不轉矢氣者。是無燥屎。不可更與之。如是者。宜與柴胡加芒消湯輩。以和之也。陽明病。不大便者。其脈當滑疾。今反微濇者。此為裏虛。故為難治也。前舉譫語潮熱。而略不大便。後舉不大便而略譫語潮熱。本論錯綜之妙若斯。嘗考古今諸註傳。並皆隨文作解。而不知其有錯誤。是其所以愈辨而愈不明也。淵雷案。因與承氣以下二十七字。畢竟後人註文。刪之為是。若如山田所釋。服湯不轉矢氣。當與柴胡加芒消湯輩。則潮熱譫語。脈滑而疾者。不必是承氣證。胸脅不滿者。亦可服柴胡湯。如是則仲景審證用藥之法。根本動搖。無往而非以藥試病矣。其改明日又三字為陽明病三字。以為別是一條。識見甚是。脈微濇者。裏虛難治。即二百二十一條之脈濇者死也。若如原文不改。則服承氣湯。不大便。脈之滑疾者。轉為微濇。此種病變。雖非絕無。亦屬僅有。義反隘矣。

陽明病。譫語。有潮熱。反不能食者。胃中必有燥屎五六枚也。若能食者。但

鞕耳。宜大承氣湯下之。

玉函作大承氣湯主之。無宜字。是脈經作宜承氣湯下之。無大字。

山田氏云。反當作煩。因聲近而誤。所謂心中懊憹而煩。胃中有燥屎者可攻。（二百四十四條）及煩躁發作有時者。此有燥屎。（二百四十五條）及煩不解。腹滿痛者。此有燥屎。（二百四十七條）皆可以徵矣。凡傷寒譫語有潮熱者。固應不能食。豈得謂反乎。金匱產後病篇曰。病解能食。七八日更發熱者。此爲胃實。大承氣湯主之。可見病之未解。乃不能食。此爲其法也。成無己謂胃熱當消穀引食。殊不知胃熱消穀。本以內因之病言之。而與傷寒外邪入胃者。毫不關涉。可謂牽强矣。燥屎五六枚者。以腹診言之。此證診其腹。則必有糞塊五六枚。應於手也。如是者。宜以大承氣湯下之。若其不煩且能食者。但鞕而已。與小承氣湯可也。大承氣湯一句。當在也字下。而在於此者。乃本論屬辭之法也耳。金鑑以爲錯置。非也。淵雷案。能食但鞕之證。縱有譫語。當無潮熱。故著但字耳字。以示勿用大承氣之意。不然。潮熱大便微鞕。本可與大承氣者也。二百一十八條 此證山田與小承氣。周氏同。汪氏主調胃承氣。當隨證擇用。

方伎雜誌云。阿州藩。柴田幸右衛門之妻。病時疫。惡熱讝語。舌黑乾縮。不知人事。余用大承氣湯。至八九日。忽不能食。勺飲不入。但服藥如故。余以事曾經驗。知不能食非服藥之過。始終與大承氣湯。家人親戚。心滋疑懼。日促祛除邪毒。凡服承氣半月餘。精神稍復。少進米飲。漸以能食。其後與柴胡薑桂湯。四十餘日而復原。病人之母。告以粒米不進者十七日。頗滋慮懼。今竟平復。喜出望外。病人則云。十數日間。但知遊覽諸名刹。恣食蕎麥麪。更不知飢。眞奇症也。是年懷孕。翌年舉一子。

陽明病。下血讝語者。此爲熱入血室。但頭汗出者。刺期門。隨其實而寫之。濈然汗出則愈。

玉函脈經千金翼。刺上並有當字。成本寫作瀉。

此條亦見金匱婦人雜病篇。蓋專指婦人之病。故曰熱入血室。血室卽子宮也。言婦人陽明病。前陰下血而讝語者。其讝語爲熱入血室之故。非有燥屎。不可下。血淨則讝語自止矣。若血止熱不去。鬱蒸而爲頭汗者。可刺期門。若不用刺法。則服小柴胡湯取效。可參看太陽下篇熱入血室諸條。

汗汗一作臥出讝語者。以有燥屎在胃中。此爲風也。須下之。過經乃可下之。下之若早。語言必亂。以表虛裏實故也。下之則愈。宜大承氣湯。一云大柴胡湯

趙刻本須下之。作須下者。下之則愈。作下之愈。今據成本玉函改補。

成氏云。胃中有燥屎則讝語。以汗出爲表未罷。故云風也。燥屎在胃則當下。以表未和。則未可下。須過太陽經。無表證。乃可下之。若下之早。燥屎雖除。則表邪乘虛復陷於裏。爲表虛裏實。胃虛熱甚。語言必亂。與大承氣湯。卻下胃中邪熱則止。

徐氏傷寒類方云。陽明本自汗出。然亦有不汗出者。此指明汗出之爲風。則知汗出乃表邪尚在。不汗出者爲火邪內結也。下早則引表邪入裏。故表虛而裏實。雖已誤下。然見讝語等證。則更下之。亦不因誤下而遂不復下也。

山田氏云。風當作實傳寫之誤也。本篇有之。大便難。身微熱者。此爲實也。急下之。宜大承氣湯。二百五十八條 辨可下篇亦言病腹中滿痛者。此爲實也。當下之。宜大承氣湯。是也。下之若早。語言必亂八字。錯簡也。當在宜大承氣湯句下。始合。言汗出讝語者。此燥屎在胃中。爲實也。須下之。雖然表證未盡解者。不可下之。過經。謂表解也。邪氣去表入裏。是以表虛裏實也。惟其表虛裏實。故下之則愈。宜大承氣湯。下之若早。語言必亂。以表未虛。裏未實故也。虛實二字。當作邪氣之去來看焉。

淵雷案。此爲至故也二十八字。蓋後人傍注。傳寫誤入正文。當删。汗出不惡寒。爲陽明證。讝語。爲胃有燥屎之證。言陽明病有燥屎。下之則愈。宜大承氣湯。經文本自明白曉暢。成氏徐氏輩順文訓說。乃以汗出爲表證。牽合此爲風也之句。夫中風風溫。固以汗出得名。然本篇云。陽明病。脈遲。雖汗出不惡寒者云云。可攻裏也。二百一十七條 陽明病。發熱汗多者。急下之。二百五十九條 今以汗出爲表證之風。未可下。則可攻之汗出。急下之汗多。與表證之汗出。將何以異乎。山田改風爲實。於義固勝。然風之與實形音俱異。何致傳寫遽誤。不啻唯是證既讝語矣。又云下之若早語言必亂。不知語言之亂與讝語又何以異乎。魏荔彤以內經胃風腸風爲說。則愈穿鑿。不可訓。山田丹波俱已辨之。

方伎雜誌云。安政二年乙卯冬十月。鍛冶町相模屋之婦大疫乞治。余與大青龍湯取汗。然熱勢不挫。漸致妄言錯語。如狂人。因用大承氣湯。其夜大地震。居宅被毀。家人倉皇舁病人逃出。近地無所棲止。遂遠之麻布戚串家。至則其家亦毀。又舁之至小網町。始得片席地安臥。天已拂曉。而相模屋成灰燼矣。翌晨。延余復診。稍感風寒。外不見他證。因倘與大承氣湯。（案眞感風寒當退而解表）不過六七日。精神漸爽。愕問何故居此。告以地震毀屋。則大驚異。居半月而返。服藥三十餘日而全愈。此婦以大病昏瞀歷險難而不自知。蓋幸而病也。

傷寒四五日。脈沈而喘滿。沈爲在裏。而反發其汗。津液越出。大便爲難。表虛裏實。久則讝語。

山田氏云。滿同懣。悶也。越猶言發。言傷寒四五日。脈沈而喘懣。此爲邪氣在裏。以脈沈故也。合次條及後二百三十條考之。此證宜以白虎湯以解其裏熱。而反發汗。津液發出。則胃中乾燥。大便因爲難。難者。求而不得之辭。以屎旣爲鞕故也。此爲表虛裏實。至其久。則發譫語。宜用大小承氣下之。

舒氏云。久則譫語者。自宜大承氣湯。此因奪液而成燥者。原非大熱入胃者比。故仲景不出方。尙有微甚之斟酌耳。

淵雷案。大便難。譫語。無大實大滿之證者。小承氣所主。實而不滿者。調胃承氣所主。味久則二字。當不致有大承氣證。若其本證。但云脈沈喘滿。則難定主方。山田擬白虎。未必對矣。

三陽合病。腹滿身重。難以轉側。口不仁。面垢。又作枯一云向經。譫語遺尿。發汗則譫語甚。下之則額上生汗。手足逆冷。若自汗出者。白虎湯主之。

面垢。上成本玉函有而字。面垢二字。千金翼作言語向經四字。趙刻本無甚字。今據玉函補。

山田氏云。此證雖以三陽命焉。腹滿身重譫語。皆屬陽明內熱之病。故不發汗。不和解。唯用大寒以挫其壯熱也。若其發汗則譫語甚者。由津液越出。大便燥結也。如斯者。當議大小承氣湯也。若其下之則額上生汗。手足逆冷。或自汗出者。（案此句誤辨見拙案）大便未鞕。其裏未實。而下之頗早故也。如是者。急可救之。宜通脈四逆湯。厥陰篇曰。大汗若大下利而厥冷者。四逆湯主之。下利清穀。裏寒外熱。汗出而厥者。通脈四逆湯主之。痙濕暍篇曰。濕家下之。額上汗出。微喘。小便不利者死。可見下後額上汗出者。果爲虛寒危急之證矣。按病證曰不仁。寒熱痛痒。幷不知覺之名。辟諸不仁人路視人之患難。恝然無介于心。是以謂之不仁。素問痺論云。皮膚不營。故爲不仁。巢氏病源云。搔之如隔衣不覺知。是名爲不仁也。程氏遺書云。醫家以不認痛痒。謂之不仁。人以不知覺不認義理爲不仁。譬最近。是也。

柯氏云。裏熱而非裏實。故當用白虎。而不當用承氣。若妄汗則津竭而譫語。誤下。

則亡陽而額汗出手足厥也。此自汗出。爲內熱甚者言耳。接遺尿句來。案此說是足正山田之誤若自汗而無大煩大渴證。無洪大浮滑脈。當從虛治。不得妄用白虎。若額上汗出。手足冷者。見煩渴譫語等證。與洪滑之脈。亦可用白虎湯。

雉間煥云。口不仁者。渴而舌上乾燥生胎。故言語不利。且不知食味是也。加之以譫語遺尿自汗身重。乃白虎證也明矣。爲非白虎證者。余未得其說。

淵雷案。諸家釋口不仁。甚析而不及面垢。惟金鑑以爲陽明主面。熱邪蒸鬱。故面垢。則亦言其因而不言其狀。面垢者。皮脂腺分泌亢進。故面色垢晦。卽後世所謂油粧也。溫熱家以面色之光潔垢晦。辨傷寒溫熱。而不知面垢之本是傷寒陽明證。可謂疏矣。此證腹滿譫語而不可下者。必因表熱熾盛。正氣猶有驅病外向之勢。故不主承氣而主白虎也。徵之實驗。太陽可汗之證。及陽明白虎證。以手撫其頭面。熱必甚壯。測以體溫計。熱反不高。承氣證則反是。愚常以此推知正氣驅病之趨勢。決擇可汗可下之治法。不中病者蓋尠。西醫測身熱。專恃體溫計。雖若精聚。其如無裨實用乎。白虎雖清熱之劑。其效猶偏於走表。昔賢謂石膏質重氣輕。專達肌表。有以也。身重遺尿。皆因神經受熱灼而痲痺之故。自汗出爲或然證。故冠以若字。此句當接遺尿句看。柯氏說是。山田與手足逆冷句連讀。以爲誤。下後之或然證。則句末者字不可通矣。又發汗以下十七字。尾臺氏以爲後人註文。又案。本論言合病者。爲科四。爲條七。曰太陽與陽明合病。主葛根湯者二條。三十四條 三十五條 主痲黃湯者一條。三十八條 曰太陽與少陽合病。主黃芩湯者一條。百八十條 曰陽明少陽合病。主大承氣者一條。二百六十二條 曰三陽合病。主白虎湯者一條。不出主方者一條。二百七十二條 合而考之。所以名爲合病之故。殊無顯明之證候。前賢注釋。輒云。太陽陽明合病者。太陽之脈浮發熱頭痛惡寒。與陽明之喘渴胸滿煩熱不得眠等證。同時均病。程氏金鑑等 太陽少陽合病者。謂有太陽之發熱頭痛項強脈浮。又有少陽之口苦咽乾目眩耳聾脇痛胸滿也。金鑑汪昂山田等 陽明少陽合病者。陽明病目痛鼻乾不得臥。少陽病胸脇痛耳聾。兩經病證各見一二證便是。張兼善金鑑 雖然。考之經文。則葛根湯但云自下利。葛根加半夏湯但云嘔。麻黃湯但云喘而胸滿。黃芩湯黃芩加半夏生薑湯但云自下利若嘔。大承氣湯但云下利脈滑數有宿食而一無兩經相合之證。如舊注所云者。徵之實驗。則葛根湯但治表閉項強。其兼下利者。表解則利減。麻黃湯但治表閉。黃芩湯但治下利。大承氣湯但治痞滿燥實。苟施之兩經相合之證。如舊注所云者。曾無一驗也。且如本條所舉。壹是皆陽明證。其主白虎湯。尤足徵表證已罷。百七十八條云。傷寒其表不解。不可與白虎湯。可以見也。而金鑑猶云三陽合病者。太陽之頭痛發熱。陽明之惡熱不眠。少陽之耳聾寒熱等證皆具也。斯眞不念思求經旨者已。又如百四條。百九十八條。二百三十八條。皆具三陽之證。而經文皆不稱三陽合病。更徵之方藥。柴胡桂枝湯當治太少合病。大柴胡湯當治陽明少陽合病。大青龍湯當治太陽陽明合病。桂枝加附子湯當治太陽少陰合病。三陰篇中桂枝人參湯。當治太陽太陰合病。麻附甘草湯麻附細辛湯。亦治太陽少陰合病。而經文用以上諸方者。皆不稱合病。由是言之。有合病之證者。不稱合病稱合病者。乃無合病之證。是知合病云者。古醫家相傳有此名目。仲景沿而用之。其本義已不可知。註家取六經病證爲釋。徒亂人意。無益於治。甚無謂也。惟吉益氏類聚方。一切域去不取。吾以是佩其卓識。

二陽併病。太陽證罷。但發潮熱。手足漐漐汗出。大便難而讝語者。下之則愈。宜大承氣湯。

成氏云。本太陽病併於陽明。名曰併病。太陽證罷。是無表證。但發潮熱。是熱併陽明。一身汗出爲熱越。今手足漐漐汗出。是熱聚於胃也。必大便難而讝語。經曰。手足漐然而汗出者。必大便已鞕也。(二百一十七條)與承氣湯。以下胃中實熱。柯氏云。太陽證罷。是全屬陽明矣。先揭二陽併病者。見未罷時便有可下之證。今太陽一罷。則種種皆下證。惟忠云。此俟其表之已除。而後攻其裏者也。

陽明病。脈浮而緊。咽燥口苦。腹滿而喘。發熱汗出。不惡寒。反惡熱。身重。若發汗則躁。心憒憒(公對切)反讝語。若加溫鍼。必怵惕煩躁不得眠。若下之則胃中空虛。客氣動膈。心中懊憹。舌上胎者。梔子豉湯主之。若渴欲飲水。口乾舌燥者。白虎加人參湯主之。若脈浮發熱。渴欲飲水。小便不利者。猪苓湯主之。

趙刻本自若渴以下。及若脈以下。析爲別條。蓋因複出梔豉方人參白虎方之故。成本玉函。亦作三條。今從金鑑山田丹波諸注本。合爲一條。溫鍼。成本作燒鍼。玉函千金翼並無加人參三字。

尾臺氏云。此章凡四段。若擬其治法。則自陽明至身重。白虎湯證也。若發汗以下。可與大承氣湯。若加燒鍼以下。可與桂枝甘草龍骨牡蠣湯。若下之以下。梔子豉湯證也。若渴欲飲水以下。與上文不屬。恐有錯誤。

山田氏云。陽明病至身重二十七字。乃熱結在裏而無燥屎之證。與前三陽合病條同焉。宜與白虎湯。以挫其熱。若認其脈之浮。以爲表未解而發其汗。則津液越出。大便爲鞕。令人煩躁心亂而反讝語。乃承氣證也。謂之反者。以其發汗不徒無益。反使之增劇也。若加溫針。則致火逆。怵惕煩躁不得眠。所謂太陽傷寒者加溫針必驚。是也。乃桂枝去芍藥加蜀漆牡蠣龍骨湯桂枝甘草龍骨牡蠣湯等證也。若認其腹滿汗出惡熱。以爲有燥屎而下之。則胃中空虛。客氣動膈。令人心下痞鞕。所以然者。以本無燥屎也。乃甘草瀉心湯證也。心中懊憹以下。不與上文相屬。當別爲一條也。心中懊憹上當補入陽明病三字。蓋脫簡也。梔子猪苓二證並非陽明病。而冒以陽明病者。以舌胎口渴。皆爲陽明部位證也。

成氏云。憒憒者。心亂。方氏云。怵惕。恐懼貌。

淵雷案。此條白虎猪苓二證。脈經千金翼俱爲別條。且不與梔子豉條相次。可知二湯非誤下之變證。乃別是一證。此尾臺氏所本也。注家自成氏以降。俱作一串說下。以爲下後熱客上焦者梔子豉湯。下後熱客中焦者人參白虎湯。下後熱客下焦者猪苓湯。然本條之本證。咽燥(卽口不仁之微者)腹滿身重。與三陽合病條如出一轍。顯然爲白虎證。誤汗讝語之變。亦與合病條若合符契。合病條誤下則額汗厥冷。

本條之人參白虎證。若從誤下遞入。則是誤下而不變壞也。考之經文。徵之實驗。桂枝柴胡等病位較淺之證。誤下後有本證仍在者。白虎證至於腹滿身重。則病已深沈。未有誤下而不變者。此其不可通者一也。誤下後變白虎猪苓證者。論中他無所見。病理經驗。亦所未聞。其不可通者二也。若從脈經千金翼及尾臺氏之說。以白虎猪苓爲別證。惟梔子豉爲誤下之證。於病理似乎允愜。以梔子豉固是發汗吐下後善後之方也。八十條 然胃中空虛四句。須併作一句讀。句首則字與句末者字齟齬。於文義上猶不可通。昔年始讀傷寒論。以爲此條當於客氣動膈句讀斷。心中懊憹句承上文身重句說來。連下文三若字。共三種治法。皆是治其本證。而非救逆。中間發汗溫鍼下之。皆是插筆。彼時但曉文理。不曉醫理。故作此想。白虎重證。豈梔子豉所能勝任。發汗且懼其傷津。豈猪苓滲利所宜乎。今得山田之說。以客氣動膈以上自成一條。吾無間然矣。但心中懊憹以下冠陽明病三字。仍作一條。吾斯之未能信。白虎猪苓。有渴欲飲水一證相似。併作一條可也。梔子豉與白虎猪苓類舉。不倫之極。去古既遠。仲景之眞面不可知。闕疑可矣。

本論中猪苓湯證二條。（本條及三百二十三條）猪苓湯禁一條。（次條）證候殊不析。本條云脈浮發熱。渴欲飲水。小便不利。乃與五苓散證無異。注家或以爲太陽陽明之辨。或以爲氣分血分之差。皆徒託空言。未有確指其證候者。若非懷寶迷邦。則是不知用法耳。惟東醫謂猪苓湯治淋疾膿血。殆因金匱載之淋病篇中。遂爾悟出。今所試效。則五苓證病在腎臟。雖小便不利。而小腹不滿。決不見膿血。猪苓證病在膀胱尿道。其小腹必滿。又多帶膿血。苟熟知乎腎臟病與膀胱尿道病症狀之異。則二方決不致誤施。朱肱謂五苓脈浮。猪苓脈沈。王宇泰因謂本條若脈字下脫一不字。當作若脈不浮。皆捕風捉影之談。不可從矣。

猪苓湯方

猪苓（去皮）　茯苓　澤瀉　阿膠　滑石（碎各一兩）

右五味。以水四升。先煮四味。取二升。去滓。內阿膠烊消。溫服七合。日三服。

方極云。猪苓湯治小便不利。若淋瀝。若渴欲飲水者。類聚方云。當有便膿血證。

方機云。脈浮發熱。渴欲飲水者。此其正證也。又治下利欬嘔。渴而心煩。不得眠者。小便淋瀝。或便膿血（原注便者小便也）者。兼用滑石礬甘（滑石礬石各二分甘草一分）散或應鐘。

和田東郭導水瑣言云。滿身洪腫。雖力按之。放手即脹起如故。其腫如是之甚。曾不礙其呼吸。氣息如常者。是猪苓湯證也。又一種腫勢如前。雖腰以下滿腫。而肩臂胸背絕不腫。呼吸如常者。亦可用猪苓湯。不必問渴之有無。淵雷案。腫而呼吸如常。謂非鬱血性水腫也。身半以下腫。身半以上不腫。殆因膀胱積尿過多。致脹大稀鬆。水氣滲透於鄰接組織之故。此等病變機轉。國醫觀察雖疏。卻易得其大體。西醫診察太繁瑣。乃反不能知。眞所謂明察秋豪。不自見其眉睫者已。

類聚方廣義云。猪苓湯。治淋疾點滴不通。陰頭腫痛。少腹膨脹作痛者。若莖中痛。出膿血者。兼用滑石礬甘散。

又云。妊婦七八月已後。有牝戶焮熱腫痛不能臥起。小便淋瀝者。以三稜針輕刺腫處。放出淤水。後用此方。則腫痛立消。小便快利。若一身悉腫。發前症者。宜越婢加朮湯。

淵雷案。本方雖以豬苓名湯。實以滑石爲君。阿膠爲臣。餘三味不過佐使耳。蘇頌謂古方治淋疾。多單使滑石。殆以其能滑利尿道。故得名歟。阿膠則專爲止血。舊注以爲育陰。蓋以本方冠以陽明少陰字樣。想當然耳。豬苓茯苓澤瀉三味。同五苓散。所以促腎臟之分泌。蓋下流不通。則上源亦塞。膀胱積尿不去。則腎臟之泌尿亦阻也。

古方便覽云。一男子。患血淋二三年。一日。血大出。痛不可忍。頃刻二三升。（案夸辭也）目眩不知人事。余卽與此方。漸收效。不再發。

東郭醫談云。一男子下血。大小便不通。腹滿欲死。醫與四物湯加山梔黃蘗之方。腹滿仍甚。余與豬苓湯加大黃。小便始漸通。

陽明病。汗出多而渴者。不可與猪苓湯。以汗多胃中燥。猪苓湯復利其小便故也。

成氏云。針經曰。水穀入於口。輸於腸胃。其液別爲五。天寒衣薄則爲溺。天熱衣厚則爲汗。（案出靈樞五癃津液別篇）是汗溺一液也。汗多爲津液外泄。胃中乾燥。故不可與猪苓湯利小便也。柯氏云。汗多而渴。當白虎湯。胃中燥。當承氣湯。具在言外。淵雷案。此條辨渴之因於汗多者。非猪苓證。其說誠是矣。然合前條觀之。似以渴爲猪苓湯之主證者。猪苓湯之主證爲小便難若淋瀝。雖不渴。亦可用。疑仲景撰用古方。猶有未得其用法。待後人之發明者。然則古方之妙。寶藏無窮。試效講明。責在吾儕耳。

脈浮而遲。表熱裏寒。下利清穀者。四逆湯主之。

脈浮者必發熱。雖脈浮發熱。然下利清穀。脈浮不數而遲。故知是虛性興奮。裏眞寒而外假熱。宜四逆湯急救其裏也。此條當是少陰篇中錯簡。以脈浮表熱之假證。似太陽不似陽明。終不當在陽明篇中也。

若胃中虛冷不能食者。飲水則噦。

脈經冠以陽明病三字。千金翼無若字。似是。

此亦太陰病混入陽明篇者。說在百九十九條。飲水則噦。本論及金匱中屢見之。大概是胃寒不能運水下降。水液澹蕩。激動橫膈膜之故。汪氏云。武陵陳氏云。法當大溫上節已用四逆。故不更言治法。愚案常器之云。宜溫中湯。然不若用茯苓四逆湯。卽四逆湯中加人參以補虛。茯苓以利水也。以上汪氏金鑑云。宜理中湯加丁香吳茱萸。溫而降之可也。淵雷案。茯苓四逆是。丁香吳茱萸。則俗醫之套方矣。

脈浮發熱。口乾鼻燥。能食者則衄。

魏氏云。脈浮發熱。太陽病尚有存者。而口乾鼻燥能食。雖陽明裏證未全成。陽明內熱已大盛。熱盛則上逆。上逆則引血。血上則衄。此又氣足陽亢之故。熱邪亦隨之而洩。淵雷案。魏說雖平允。吾猶有疑。何則。熱病之衄。因氣血上衝。鼻粘膜復脆薄之故。是脈浮發熱。口乾鼻燥者。已足致衄。不關能食與否也。今云能食者衄。則不能食者必不衄乎。又。此條之意。將教人先知其將衄而已乎。則徒知何益。將教人預防其衄。既衄而治衄乎。又何以不出方治。進退不得其主旨。則又何貴乎有此文。

山田氏云。能食當作不能食。右二條。通計二十七字。（舊二十六字今補不字合二十七字）當在下條梔子豉湯句下。合為一章。蓋承上文不能食。觸類長之者也。案山田亦不得其主旨。故云爾。然沾字移次。頗嫌牽強。姑備一說。

陽明病。下之。其外有熱。手足溫。不結胸。心中懊憹。飢不能食。但頭汗出者。梔子豉湯主之。

山田氏云。此陽明病下後。大邪已去。而餘熱少伏於內。而不得越者。與梔子豉湯以解餘熱則愈。手足溫。乃手足熱。已見前一百三條。汪氏云。飢不能食者。言懊憹之甚。則似飢非飢。嘈雜不能食也。成氏云。熱自胸中熏烝於上。故但頭汗出。淵雷案。此示陽明下後。實去而熱未盡。善後之方也。汪氏以為誤下。非矣。梔子豉湯本是發汗吐下後肅清胸中餘熱之方。非救逆之方。故知非誤下。市醫以梔子豉爲退熱之主方。則避重就輕。欲寡其過而不思去病者矣。

陽明病發潮熱。大便溏。小便自可。胸脅滿不去者。與小柴胡湯。

玉函成本全書。並作小柴胡湯主之。蓋非。

錢氏云。此陽明兼少陽之證也。邪在陽明而發潮熱。爲胃實可下之候矣。而大便反溏。則知邪雖入而胃未實也。小便自可。尤知熱邪未深。胸脇滿者。邪在少陽之經也。蓋陽明雖屬主病。而仲景已云。傷寒中風。有柴胡證。但見一證便是。不必悉具（百六條）。故凡見少陽一證。便不可汗下。惟宜以小柴胡湯和解之也。山田氏云。凡云與者。皆權用之義。與主字不同也。淵雷案。此證雖云陽明。而胸脇滿不去。則少陽未解。且大便溏。小便小可。故雖有潮熱而不攻。二百五十七條云。須小便利。屎定鞕。乃可攻之。是也。經文雖與小柴胡。然柴胡加芒消湯大柴胡湯。亦爲對證。臨治而酌焉可也。

陽明陽脇下鞕滿。不大便而嘔。舌上白胎者。可與小柴胡湯。上焦得通。津液得下。胃氣因和。身濈然汗出而解。

錢氏云。此亦陽明兼少陽之證也。上文雖潮熱。而大便反溏。小便自可也。此雖不大便。而未見潮熱。皆爲陽明熱邪未實於胃之證。不大便爲陽明裏熱。然嘔則又少陽證也。若熱邪實於胃。則舌胎非黃卽黑。成乾硬。或芒刺矣。舌上白胎。爲舌胎之初現。若夫邪初在表。舌尙無胎。既有白胎。邪雖未必全在於表。然猶未盡入於裏。故仍爲半表半裏之證。

程氏云。脇下鞕滿。不大便而嘔。自是大柴胡湯證也。其用小柴胡湯者。以舌上白胎。猶帶表寒故也。

尾臺氏云。胎與炲煤之炲。古字通用。正字通。炲字下註。徐云。火煙所生也。玉篇云。炲煤。煙塵也。陽明胃實證。舌色多黑。若未至於黑。則必煤黃色。此條雖稱陽明病。實爲陽明少陽併病。是以有白胎。胎本以黑爲義。故加一白字也。素問五藏生成篇云。黑如炲者死。此雖非論舌色。亦可借發胎字之義。又云。陽明病發潮熱云云。陽明病脇下鞕滿云云二章。蓋所謂少陽陽明併病也。此等證。多有宜柴胡加芒消湯大柴胡湯者。臨處之際。宜注意焉。

劉棟云。上焦得通以下。後人之註。誤混本文也。

淵雷案。上焦得通四句。謂小柴胡湯通上焦之藥。三焦決水道之官。上焦通利。水道無阻。則胃府自潤。大便自通。其病亦取柴胡湯通常之瞑眩。以汗出而解。參看百七條之解釋證雖不大便。無須用大柴胡也。蓋手少陽之府為三焦。本論六經病名。雖與素靈之經脈不同科。猶時有相似處。譬之高曾雲礽。性情面貌雖異。其遺傳痕迹固有存焉者耳。太炎先生及祝君味菊。皆謂三焦即淋巴系。今觀柴胡湯少陽專藥。而云上焦得通。津液得下。則其說良信。又胸脅為上焦部位。胸脅部之淋巴管腫脹結鞕而作苦滿。謂小柴胡通利上焦。是也。若謂胃氣之和。因津液得下。則恐未必。淋巴液還流雖暢。然皆入於大靜脈。排泄於腎與膀胱。津液無下入胃腸之理。愚謂脇下鞕滿未解時。正氣竭全力以上救胸脅。無暇及於排便。故令不大便。胸脇既解。生理狀態復常。則大便自通耳。

痲疹一哈云。太夫人齡四旬有五。夏四月。患痲疹。其證或發熱。或不發熱。時或頭目疼。項背強而疼煩。（案卽百四條之頸項強也）或如瘧狀而無汗。鬱陶不怡。飲食漸減。如是者六七日。初進葛根湯。不知。按其腹狀。胸肋妨悶。脇下微痛。痼瘕如盤。應指而痛。大便祕結。小便短少。更進小柴胡湯及三黃丸。大便快利。汗出如流。疹子隨汗而出。疹收後。唯治痼瘕。諸證全退。健履倍故云。

陽明中風。脈弦浮大。而短氣。腹都滿。脅下及心痛。久按之氣不通。鼻乾不得汗。嗜臥。一身及目悉黃。小便難。有潮熱。時時噦。耳前後腫。刺之小差。外不解。病過十日。脈續浮者。與小柴胡湯。脈但浮無餘證者。與麻黃湯。若不尿。腹滿加噦者。不治。

成本玉函。目上並有面字。趙刻本。脈但浮以下為別條。今從成本合之。金鑑云。續浮之浮字。當是弦字。始與文義相屬。則可與小柴胡湯。若俱是浮字。則上之浮既宜用小柴胡湯。下之浮又如何用麻黃湯耶。案柯氏逕改爲弦浮。

劉棟云。此條後人之所記也。因太陽中篇太陽病十日以去脈浮細之條。三十九條又論柴胡湯麻黃湯之別也。

淵雷案。脈弦屬少陽。浮屬太陽。大屬陽明。脈既浮大。必然發熱。發熱不得汗。爲太陽證。短氣。腹滿。鼻乾。嗜臥。身目黃。小便難。潮熱。皆陽明證。脅下及心痛。爲少陽證。耳前後腫。爲陽明少陽共有之證。今乃不曰三陽合病。而曰陽明中風。可知合病與陽明中風之名。皆不可理解。耳前後腫。卽內經所謂發頤。西醫所謂流行性腮腺炎。世俗所謂痄腮也。其腫在耳前耳下。餘勢及於耳後。耳輪或爲之撐起。舊說以爲陽明之脈出大迎。鼻傍穴名循頰車。上耳前。少陽之脈下耳後。其支者從耳後入耳中。出走耳前。故耳前後腫爲陽明少陽證。云。此條辭氣卑冗。其云脈但浮無餘證。則是少陽陽明證先解。但餘太陽證不解。義不可通。腹滿小便難時時噦。既有小柴胡可與。又云不尿腹滿加噦不治。亦不可通。故劉棟以爲後人所記矣。

錢氏云。久按之氣不通者。言不按已自短氣。若久按之。則氣愈不通。蓋言其邪氣充斥也。嗜臥。陽明裏邪也。小便難者。邪熱閉塞。三焦氣化不行也。若小便利。則不能發黃矣。

柯氏云。本條不言發熱。看中風二字。便藏表熱在內。外不解。卽指表熱而言。卽暗伏內已解句。病過十日。是內已解之互文也。當在外不解句上。無餘證句。接外不解句來。刺之。是刺足陽明。隨其實而瀉之。少差句。言內病俱減。但外證未解耳。非刺耳前後其腫小差之謂也。若不尿腹滿加噦。是接耳前後腫來。此是內不解。故小便難者竟不尿。腹都滿者竟不減。時時噦者更加噦矣。非刺後所致。亦非用柴胡麻黃後變證也。淵雷案。柯氏以小柴胡湯但治外不解。則解內之功。當在於刺。然經文明云刺之少差。恐不得爲內已解也。其云刺足陽明。亦未知所據。

吉益猷云。小柴胡加石膏湯。治耳前耳後腫者。

方伎雜誌云。鹿島源藏之僕某年五十餘。患大疫惡熱讝語。腹滿便閉渴而舌黑。脈沈實。余用大承氣湯。下利日七八行。熱漸解。十餘日而精神復常。一日又發大熱。讝言妄語如前。無端耳前發腫。所謂發頤是也。隆起約一寸。根脚及二寸餘。於是用小柴胡加石膏湯。三四日。見赤色。因貼破敵膏。二三日後潰破。流濃甚夥。瘡口深及四五分。於是以乾綿絲醮破敵膏押入瘡口。晝夜易三次。耳中破潰。膿汁淋灕。熱隨膿出。食亦漸進。精神漸復。三十餘日而全愈。傷寒發頤。爲稀有之症。余所療治僅數人耳。然皆全治。此其一也。

陽明病。自汗出。若發汗。小便自利者。此爲津液內竭。雖鞕不可攻之。當須自欲大便。宜蜜煎導而通之。若土瓜根及大猪膽汁。皆可爲導。

玉函脈經。猪膽上並無大字。山田氏云。小便自利。當作小便不利。傳寫之誤也。故下文承之云。此爲津液內竭。乃前第六十一條所謂大下之後。復發汗。小便不利者。亡津液是也。蓋小便以自利爲常。以不利爲病。惟其常。則津液內竭四字無所照應也。且也。論中云小便自利者。每於其當不利而反快利如常者而言。太陽中篇抵當湯諸條可見矣。今此條突然言之。益知其誤寫無疑焉。先輩諸家。未有一言及此者。嗚呼。讀書若斯疏漏。豈足窺古人精微之訓哉。淵雷案。津液內竭者當留液自救而小便不利。山田說自通。惟蜜煎之用法。所以潤直腸之枯燥。自汗出四句。舉例以言直腸枯燥之因而非蜜煎之證候。若因小便自利而致直腸枯燥者。蜜煎仍所宜用。勿拘可也。

成氏云。津液內竭。腸胃乾燥。大便因鞕。此非結熱。故不可攻。宜以藥外治而導引之。金鑑云。雖大便鞕。而無滿痛之苦。不可攻之。當待津液還胃。自欲大便。燥屎已至直腸。難出肛門之時。則用蜜煎潤竅滋燥。導而利之。或土瓜根宣氣通燥。或豬膽汁清熱潤燥。皆可爲引導法。擇而用之可也。淵雷案。此證但腸燥便難耳。非胃家實之比。學者勿泥陽明病三字可也。今用甘油錠。頗簡便。視蜜煎諸法爲優。須待也。字當作盨。須本須冉字。經典假須爲盨而盨字廢。後人乃復製鬚字爲須冉字。⿱須立字僅於漢書翟方進傳一見之。

蜜煎方

食蜜七合

右一味。於銅器內微火煎之。稍凝如飴狀。攪之勿令焦著。俟可丸。併手捻作挺。令頭銳。大如指。長二寸許。當熱時急作。冷則鞕。以內穀道中。以手急抱。欲大便時乃去之。疑非仲景意。已試甚良。

食蜜。成本玉函千金翼並作蜜一字。趙刻本之稍二字作當須。俟作欲。今依成本玉函改。疑非以下九字。成本玉函並無之。

又大猪膽一枚。瀉汁。和少許法醋。以灌穀道內。如一食頃。當大便出宿食惡物。甚效。

和少許法醋。成本玉函並作和醋少許。內並作中。宿食以下六字並無之。

傷寒準繩云。凡多汗傷津。或屢汗不解。或尺中脈遲弱。元氣素虛人。便欲下而不能出者。並宜導法。但須分津液枯者用蜜導。邪熱盛者用膽導。濕熱痰飲固結。薑汁麻油浸栝樓根導。惟下傍流水者。導之無益。非諸承氣湯攻之不效。以實結在內而不在下也。至於陰結便祕者。宜於蜜煎中加薑汁生附子末。或削陳醬薑導之。

外臺引崔氏云。胃中有燥糞。令人錯語。正熱盛。令人錯語。宜服承氣湯。亦應外用生薑兌。（讀曰銳下同）使必去燥糞。薑兌法。削生薑如小指。長二寸。鹽塗之。內下部中。立通。

三因方云。蜜兌法。蜜三合。鹽少許。煎如餳。出冷水中。捏如指大。長三寸許。納下部。立通。

得效方云。蜜兌法。蜜三合。入猪膽汁兩枚在內。煎如飴。以井水出冷。候凝。撚如指大。長三寸許。納下部。立通。活人書單用蜜。一法入皂角末。在人斟酌用。一法入薄荷末代皂角用。尤好。又或偶無蜜。只嚼薄荷。以津液調。作挺用之。亦妙。

丹溪心法云。凡諸祕服藥不通。或兼他證。又或老弱虛極不可用藥者。用蜜熬。入皂角末少許。作兌以導之。冷祕。生薑兌亦可。

醫學入門云。白蜜半盞。於銅杓內微火熬。令滴水不散。入皂角末二錢。攪勻。捻成小棗大。長寸。兩頭銳。蘸香油。推入穀道中。大便卽急而去。如不通。再易一條。外以布掩肛門。須忍住蜜。待糞至方放開布。（案以上皆蜜煎猪膽汁之活變法）

外臺引古今錄驗云。療大小便不通方。取生土瓜根。擣取汁。以水解之。於筒中吹內下部立通。

證類本草引肘後方云。治小便不通及關格方。生土瓜根。擣取汁。以少水解之。筒中吹下部取通。二便不通。前後吹之取通。（案本論闕土瓜根方補以以上兩則）

方極云。蜜煎導。治肛中乾燥。大便澀者。（大猪膽汁主治同）

雉間煥云。蜜皂莢末相和。灌穀道中。卻勝於蜜煎猪膽汁法。若急則用蠟油。其法如蜜導。且不及煎成之。卽用人家常用之蠟挺。又云。土瓜根末海蘿汁和爲挺。用之。亦如蜜煎法。且別服土瓜根末佳。又治難產。用土瓜根內產門以爲導。且服之。皆如上法。和海藿汁。

類聚方廣義云。傷寒熱氣熾盛。汗出多。小便自利。津液耗竭。肛中乾燥。便鞕不得通者。及諸病大便不通。嘔吐而藥汁不入者。老人血液枯燥。大便每祕閉。小腹滿痛者。共宜此方。蜜一合。溫之。以唧筒射入肛中。尤爲簡捷。

陽明病。脈遲。汗出多。微惡寒者。表未解也。可發汗。宜桂枝湯。

此下兩條。實爲二陽併病。以表未解者不可攻裏。故先與桂枝麻黃解表。以爲承氣攻裏之地也。脈遲爲陽明大承氣證。汗出多爲二陽共有之證。微惡寒爲太陽未解。不言發熱者。省文也。金鑑謂汗出多之下。當有發熱二字。必是傳寫之遺。則太拘執矣。

陽明病。脈浮。無汗而喘者。發汗則愈。宜麻黃湯。

玉函千金翼並云。脈浮無汗。其人必喘。無而字者字。

山田氏云。不惡寒。惡熱。大便鞕。皆陽明證也。故有此等證者。每以陽明稱之。汪琥云。無汗而喘。但浮不緊。何以定其爲陽明病。必其人目痛鼻乾身熱不得眠。故云陽明病也。（以上山田引汪氏語）雖然此是素問陽明病之證。卽仲景氏大青龍湯所主。安在其爲陽明乎。

淵雷案。此條。乃併病之來自太陽傷寒者。故先用麻黃湯解表。其有裏證當下。與上條同。從可知也。觀此兩條。知麻桂之解表。雖熱證猶所不忌。市醫狃於本草辛溫苦溫之說。始則不敢用於惡熱之陽明病。馴至不敢用於惡寒之太陽病。延誤病機。可爲浩嘆。夫傷寒陽證。豈無一二熱候。有熱候而用麻桂。市醫必羣起嗚吠。以爲誤藥。嗟乎。必待純寒陰證。則薑附猶虞不及。尚可麻桂攻表耶。彼市醫之見。宜其終身不用麻桂已。尤可惡者。聚蚊成雷。蔚爲風氣。病家涉獵仲景書者。亦執桂枝下咽陽盛則斃之文。妄相左袒。不知此語出於叔和。本非仲景意。且考叔和所謂陽盛。乃指熱高汗不出之證。所謂桂枝。乃指桂枝湯。非桂枝一味。本論四十八條云。所以然者。陽氣重故也。麻黃湯主之。五十條云。陽氣怫鬱在表。當解之熏之。此皆叔和之辭氣。所謂陽氣重。陽氣怫鬱。卽陽盛之謂。其病皆不可與桂枝湯。當與麻黃大青龍發汗者。豈謂一二熱候。卽禁桂枝哉。謬說流傳。橫夭莫救。愚故窮源探本言之。叔和有靈。亦當驚爲知己耳。

陽明病。發熱汗出者。此爲熱越。不能發黃也。但頭汗出。身無汗。劑頸而還。小便不利。渴引水漿者。此爲瘀熱在裏。身必發黃。茵蔯蒿湯主之。

玉函千金翼。劑並作齊。並無蒿字。成本亦無蒿字。

山田氏云。陽明病。發熱汗出而渴者。白虎加人參湯證也。若發熱汗多而不渴者。此爲有燥屎。大承氣湯證也。二證俱不能發黃。以其熱發揚也。越猶言發。劑猶言限。瘀蓋與菸通用。衣虛切。音於。說文云。菸。鬱也。瘀熱。卽鬱熱也。已。若其但頭汗出者。鬱熱不越。上蒸攻頭也。其身發黃者。其熱外薄肌膚而鬱蒸也。茵蔯蒿湯以通大便。則鬱從而解矣。

元堅云。瘀熱唯於發黃及蓄血稱之。錢說可信。案錢云瘀留蓄壅滯也飲食之壅濁留滯於內壅閼而作熱 徐氏亦曰。凡言瘀字有挾濕之義焉。孜瘀係淤字從疒。說文曰。淤澱滓濁泥從水於聲。蓋其人州都不通。內畜水濕而得病之後。胃熱相釀以爲重濁。殆如淤泥黏濘。是所以鬱甚成黃。故以茵蔯蒿湯逐除濕熱也。其不言腹滿不大便者。省文也。

淵雷案此條言急性熱病併發之黃疸也。凡發黃皆因膽汁混入血液。其色素染著於全身諸組織所致。舊說以爲熱甚鬱蒸。未免模糊影響。膽汁混入血液。必因膽囊膽管十二指腸等部有炎症或腫瘍。或肝臟細胞發生障礙之故。此病理學所證明。已無疑義者也。此條云。發熱汗出者不能發黃。頭汗身無汗者必發黃。其說似與今日之病理相左。然所言故是事實。非若宋元人之憑空臆測。則汗之與黃。必有因果關係。愚謂陽明發熱。本屬造溫機能亢盛。視太陽之發熱爲高。身無汗。則其熱無從放散。所謂瘀熱在裏也。肝臟又是體溫最高之處。肝臟瘀熱。則腫大而障礙其細胞機能。自可想見。由是言之。陽明發黃。實因汗不出所致。西醫診察。每不措意於汗之有無。故於傳染病之併發黃疸。不能質言其理矣。又陽明病從燥化。獨此證從濕化。謂之濕熱。別有寒濕發黃。非此湯所主。當用理中輩。

茵蔯蒿湯方

茵蔯蒿六兩　梔子十四枚擘　大黃二兩去皮

右三味。以水一斗二升。先煑茵蔯。減六升。內二味。煑取三升。去滓。分溫三服。小便當利。尿如皂莢汁狀。色正赤。一宿腹減。黃從小便去也。

一斗二升。金匱玉函成本全書並作一斗。六升下。肘後千金外臺並有去滓二字。三服上。趙刻本脫溫字。今依金匱成本玉函補。

方極云。茵蔯蒿湯。治一身發黃。大便難者。

方機云。治發黃色。小便不利。渴而欲飲水。大便不通者。發黃色。小便不利。腹微滿者。寒熱不食。頭眩。心胸不安者。

方函口訣云。此方。治發黃之聖劑也。世醫於黃疸初發。輒用茵蔯五苓散。非也。宜先用此方取下後與茵蔯五苓散。茵蔯非以治發黃爲專長。蓋有解熱利水之效。故蘭室祕藏之拈痛湯。（方治未詳）醫學綱目之犀角湯。（犀角茵陳茯苓地黃麥冬梔子竹葉生薑治傷寒後伏熱在心怔忡驚悸不得眠睡）亦用此品。不拘發黃也。梔子與大黃伍。則有利水之效。方後云。尿如皂角汁狀。是也。後世加味逍遙散龍膽瀉肝湯等之梔子。皆主清熱利水。但此方治發黃。當以陽明部位之腹滿小便不利爲主。若心下有鬱結者。不如大柴胡加茵蔯。反效。

溫疫論云。發黃疸。是府病。非經病也。疫邪傳裏。遺熱下焦。小便不利。邪無輸泄。經氣鬱滯。其傳爲疸。身目如金者。宜茵蔯湯。（案吳方茵陳一錢山梔二錢大黃五錢）按茵蔯爲治疸退黃之專藥。今以病證較之。黃因小便不利。故用山梔除小腸屈曲之火。瘀熱既除。小便自利。當以發黃爲標。小便不利爲本。及論小便不利。病原不在膀胱。乃係胃家移熱。又當以小便不利爲標。胃實爲本。是以大黃爲專功。山梔次之。茵蔯又其次也。設去大黃而服山梔茵蔯。是忘本治標。鮮有效矣。或用茵蔯五苓。不惟不能退黃。小便間亦難利。淵雷案。吳氏生當明末。見崇禎辛巳歲山東浙省南北兩直（江南及直隸也之大疫。其病起於少陽。不數日。卽轉爲陽明胃實。因著溫疫論。以善用大黃名於世。卽如茵蔯蒿湯原方。茵蔯最重。大黃較輕。吳氏增大黃減茵蔯。故其言云爾。其實茵蔯利尿。排除組織中之膽汁色素。而梔子佐之。大黃通滌腸管。開輸膽管下流之壅滯。不得質言胃實爲本也。惟藥味銖兩。自可隨證增損。不必執古方爲比例耳。又吳氏謂梔子除小腸屈曲之火。若以附會十二指腸之炎腫。恰甚合理。惟吳意實以小腸爲造尿器官。且梔子亦非淸小腸之藥。則其說不足取也。

山田氏云。小便當利以下二十三字。後人所攙。當刪之。何則。此證小便不利者。因瘀熱熬津液。而不因停飲。故方中無一品之主利水者。則小便當利之語。頗失主當。徵一也。夫服大黃者。雖無病之人。其尿皆赤。豈惟黃病而然耶。又其黃從小便去一語。尤爲無謂。蓋黃之解於此湯。病根已去也。豈在從小便去乎。果是。則表病面赤。發汗而去。亦謂赤從其汗去乎。徵二也。一宿腹減之語。依後之茵蔯蒿湯腹微滿（二百六十五條）文而言。然諸治腹滿方。俱未見方後有腹減之文者。豈獨於其微滿者而言乎。徵三也。三徵既得。攙其可掩耶。一說云。黃從小便去之黃。指大黃而言。鑿矣。淵雷案。小便當利以下二十三字。例以他方之文。當是後人所沾。然黃從小便去。卻甚精當。蓋黃疸病之色素。必混於小便及汗液中。以排出體外。此證身既無汗。方中又無發汗藥。則黃色素悉從小便而出。自無疑義。若夫表證面赤。不過充血現象。初無色素須排泄。不得以彼例此。又此證屬濕熱。舊說不誤。其小便不利。不得謂熱熬津液。當是小腸之蠕動吸收俱起障礙。因水液停瘀腸中。血中水少。故小便不利。用大黃以促其蠕動。則吸收亦從而恢復。小便自利矣。且茵蔯梔子。俱有利尿之效。山田謂方中無利水藥。亦非。

生生堂治驗云。富小路五條之北。伏見屋重兵衛。年三十。心中懊憹。水藥入口輒吐。經日益甚。先生視之。眼中成黃。心下滿。按之痛。乳下扇動。紊亂不定。先生爲言曰。此瘀熱在裏也。蓋不日當發黃色。迺以食鹽三匙。調白湯吞之。大吐冷水。更與茵蔯蒿湯。身果發黃色。圊黑糞。仍服前方。十有五日而復常。

生生堂醫談云。京師小川通二條下町。近江屋與兵衞之妻。經候月必十七八日不止。如此三年。醫藥不效。請予診之。脈細數。身色青白。起則喘。小便漏。亘里如奔馬。垂死矣。予作茵蔯蒿湯與之。其夫嘗業製藥。稍知藥性。則訝問予曰。荊妻之病。固屬血症。非發黃症也。今不與補血調血之劑。而施茵蔯蒿湯。虛虛之禍。斯爲必甦。願聞其說。予曰。犀角地黃芎歸膠艾之類。前醫既皆用之。雖若方症相對。實非其的當。不然。三年來服此等方。何以至今不愈耶。今予之所與方意。非一朝一夕所能明示。言其大概。則鬱熱除。血症自治也。其人竟信服。服之五十日許。諸症退而復常。淵雷案。此案所以用本方之故。竟難索解。

陽明證。其人喜忘者。必有畜血。所以然者。本有久瘀血。故令喜忘。屎雖鞕。大便反易。其色必黑。宜抵當湯下之。

喜忘外臺作善忘。趙刻本黑下有者字。今從成本全書刪之。玉函無宜字。下之作主之。

錢氏云。喜忘者。語言動靜。隨過隨忘也。素問調經論云。血氣未并。五藏安定。血并於下。氣并於上。亂而喜忘者。是也。

山田氏云。喜忘謂數忘。畜蓄同。韵會小補蓄字註云。勅六切。說文積也。通作畜。是也。所以然以下二十五字。王叔和釋文。當删之。（案屎雖鞕以下是證候不可删）此論陽明證下焦有蓄血之證。凡論中稱少陰證陽明證者。（少陰證見四十一條陽明證見二百十三條）皆於章中言之。其以為冒首。特斯一條。已陽明二字。以其久不大便而言。言病人久不大便。喜忘前言往事者。以下焦有久瘀血也。抵當湯下之則愈也。

程氏云。病屬陽明。故屎鞕。血與糞併。故易而黑。

王氏準繩云。邪熱燥結。色未嘗不黑。但瘀血則溏而黑黏如漆。燥結則鞕而黑晦如煤。此為明辨也。又海藏云。初便褐色者重。再便深褐色者愈重。三便黑色者為尤重。色變者。以其火燥也。如羊血在日色中。須臾變褐色。久則漸變而為黑色。即此意也。

淵雷案。喜忘與發狂百三十一條如狂。百一十三條百三十二條皆是知覺神經之病證。瘀血而致此。其理未詳。凡瘀血有沈降之性。其入於腸也。常在結腸下端。附近直腸之處。此處已無吸收能力。故瘀血中之脂肪蛋白質纖維素血球等。附著於糞便之外。遂令大便膠黏而色黑。山田氏併删大便反易數句。非也。

陽明病。下之。心中懊憹而煩。胃中有燥屎者。可攻。腹微滿。初頭鞕。後必溏。不可攻之。若有燥屎者。宜大承氣湯。

成氏云。下後心中懊憹而煩者。虛煩也。當與梔子豉湯。若胃中有燥屎者。非虛煩也。可與大承氣湯下之。金鑑云。陽明病下之後。心中懊憹而煩者。若腹大滿。不大便。小便數。知胃中未盡之燥屎復鞕也。乃可攻之。和久田氏云。梔子豉湯證。心下濡而不實滿。此證則腹實滿。故心中懊憹。而按其腹實滿者。爲胃中有燥屎之候。可用大承氣攻之。若腹雖實滿。而其滿微者。爲未有燥屎。是宜小承氣和之。不宜大承氣攻之也。柯氏云。腹微滿。猶是梔子厚朴湯證。

病人不大便五六日。繞臍痛。煩躁。發作有時者。此有燥屎。故使不大便也。

錢氏云。不大便五六日而繞臍痛者。燥屎在腸胃也。煩躁。實熱鬱悶之所致也。發作有時者。日晡潮熱之類也。淵雷案。此承上條。言胃中有燥屎之證候也。繞臍痛。燥屎在橫結腸也。發作有時。當指繞臍痛煩躁而言。若夫潮熱。雖屬燥屎之證。不當上無所承。但稱發作也。

橘窗書影云。日本橋通三街。山本籐兵衞母。以痔疾不大便。一月餘。燥結不能通。肛門如火。痛甚。余令服大承氣湯。加黃芩乳香。以猪膽汁和醋。灌肛門。且塗腫處。越一晝夜。下燥屎七八枚。痔痛亦安。數年之患。脫然如洗云。

病人煩熱。汗出則解。又如瘧狀。日晡所發熱者。屬陽明也。脈實者。宜下之。脈浮虛者。宜發汗。下之與大承氣湯。發汗宜桂枝湯。

玉函。又作復。宜下之。宜發汗。作當下之。當發汗。與作宜。

金鑑云。病人。謂病太陽經中風傷寒之人也。方氏云。煩熱。太陽也。故脈浮虛而宜汗散。張氏纘論云。日晡所發熱。則邪入陽明審矣。發熱卽潮熱。乃陽明之本候也。

錢氏云。脈浮虛者。卽浮緩之義。謂之浮虛者。言浮脈按之本空。非虛弱之虛也。

山田氏云。又字玉函作復。是也。復與覆通。反也。論中復字訓反者。不一而足。如九十三條九十四條百五十九條皆爾。如瘧狀。卽是潮熱。但以其斯時而發言之。非寒熱交作也。八十一條曰。發汗若下之而煩熱。胸中窒者。梔子豉湯主之。論中煩熱僅二條。猶煩疼煩渴煩驚煩滿煩亂之煩。帶說之辭也。已言太陽病煩熱者。發汗汗出則解。（百六十五條云傷寒汗出解之後亦以發汗言也）汗後不啻不解。反如瘧狀潮熱者。轉屬陽明也。其脈沈實者。轉而純也。故承氣下之。若脈浮緩者。轉而未純也。當先與桂枝以發太陽未盡之表也。

淵雷案。此條亦是二陽併病。先表後裏之法。設以脈浮虛用桂枝湯解表。訖表去而裏實存。仍當承氣下之矣。又山田氏辨汗出爲發汗而汗出。其文甚繁。未免刻意立異。轉失穿鑿。試問桂枝湯條云頭痛發熱汗出惡風。亦以爲發汗而汗出乎。

大下後。六七日不大便。煩不解。腹滿痛者。此有燥屎也。所以然者。本有宿食故也。宜大承氣湯。

方氏云。煩不解則熱未退可知。腹滿痛則胃實可診。故曰有燥屎。金鑑云。下之未盡。仍當下之。山田氏云。所以然十字。叔和釋文。當删之。

淵雷案。下後邪熱復結。須再三下而後病悉解者。世固有之。吳氏溫疫論言之詳矣。程應旄張錫駒輩。惑於本有宿食之句。以爲宿食擋住去路。六七日內所食之物相與共作滿痛。不知大下後煩不解。則六七日不當能食。卽使能食而作食復。輕者損穀卽愈。重者稍與消導而已。豈宜大承氣峻攻乎。本條之解。當從金鑑山田爲正。然愚執匕臨病以來。所遇大承氣證絕少。其須再三下者。竟未一遇。不知時會使然。抑上海人之體質使然也。

舒氏云。此證雖經大下。而宿燥隱匿未去。是以大便復閉。熱邪復集。則煩不解而腹爲滿爲痛也。所言有宿食者。卽胃家實之互辭。乃正陽陽明之根因也。若其人本有宿食下後隱匿不去者。固有此證。且三陰寒證。胃中隱匿宿燥。溫散之後而傳實者。乃爲轉屬陽明也。予內弟以采者。患腹痛作泄。逾月不愈。薑附藥服過無數。其人稟素盛。善啖肉。因自恃强壯。病中不節飲食。而釀胃實之變。則大便轉閉。自汗出。昏憒不省人事。譫語狂亂。心腹脹滿。舌胎焦黃乾燥開裂。反通身冰冷。脈微如絲。寸脈更微。殊爲可疑。予細察之。見其聲音烈烈。揚手躑足。渴欲飲冷。而且夜不寐。參諸腹滿舌胎等證。則胃實確無疑矣。于是更察其通身冰冷者。厥熱亢極。隔陰于外也。脈微者。結熱阻截中焦。營氣不達于四末也。正所謂陽極似陰之候。宜急下之。作大承氣湯一劑投之。無效。再投一劑。又無效。服至四劑。竟無效矣。予因忖道。此證原從三陰而來。想有陰邪未盡。觀其寸脈。其事著矣。竟于大承氣湯中加附子三錢。以破其陰。使各行其用。而共成其功。服一劑。得大下。寸脈卽出。狂反大發。予知其陰已去矣。附子可以不用。乃單投承氣一劑。病勢略殺。復連進四劑。共前計十劑矣。硝黃各服過半斤。諸證以漸而愈。可見三陰寒證。因有宿食。

轉屬陽明而反結燥者有如是之可畏也。

溫疫論云。溫疫下後二三日或一二日。舌上復生胎刺。邪未盡也。更下之。胎刺雖未去。也無鋒芒而輭。然熱渴未除。更下之。熱渴減。胎刺脫。日後更復熱。又生胎刺。更宜下之。余里周因之者。患疫月餘。胎刺凡三換。計服大黃二十兩。始得熱不復作。其餘脈證方退也。所以凡下不以數計。有是證則投是藥。醫家見理不透。經歷未到。中道生疑。往往遇此證反致擔閣。

又云。朱海疇者年四十五歲。患疫得下證。四肢不舉。身臥如塑。目閉口張。舌上胎刺。問其所苦。不能答。因問其子兩三日所服何藥。云進承氣湯三劑。每劑投大黃兩許。不效。更無他策。惟待日而已。但不忍坐視。更祈一診。余診得脈尚有神。下證悉具。藥淺病深也。先投大黃一兩五錢。目有時而小動。再投。舌刺無芒。口漸開。能言。三劑。舌胎少去。神思稍爽。四日服柴胡清燥湯。（柴胡 黃芩 花粉 知母 陳皮 甘草）五日復生芒刺。煩熱又加。再下之。七日又投承氣養榮湯。（知母 當歸 芍藥 生地 大黃 枳實 厚朴）熱少退。八日仍用大承氣。

肢體自能少動。計半月。共服大黃十二兩而愈。又數日始進糜粥。調理兩月平復。凡治千人。所遇此等。不過三四人而已。姑存案以備參酌耳。

病人小便不利。大便乍難乍易。時有微熱。喘冒（一作息）**不能臥者。有燥屎也。宜大承氣湯。**

尾臺氏云。此裏熱結成燥屎也。故雖小便不利。大便乍難乍易。而不至溏泄。其時有微熱者。裏熱隱然見於表也。喘冒不能臥者。裏熱上撞使然也。此證脈多沉滑。或沈遲。舌色赤而光亮。或起炲刺而渴。

山田氏云。燥屎乃日外所食之糟粕。牢結而乾著腸內者。大便乃現今所食之糟粕。潤輭而順下肛門者。今病人小便不利。大便乍難乍易者。燥屎橫道。爲之障礙也。況微熱喘冒不能臥。是煩躁譫狂之漸乎。雖無滿痛。亦必有燥屎。故宜大承氣湯下之。

淵雷案。此條惟喘冒不能臥是裏熱之證。然亦未必即宜大承氣者。尾臺氏以其經驗。補出脈舌。方便學者不少。山田釋燥屎及乍難乍易之故。自佳。然以大便爲現今所食之糟粕。殊失本意。攷論中云不大便。云屎雖鞕大便反易。皆以大便爲動作之詞。猶言更衣如廁。非與燥屎相對爲名詞也。

食穀欲嘔。屬陽明也。吳茱萸湯主之。得湯反劇者。屬上焦也。

成本玉函。嘔下並有者字。

山田氏云。陽明二字。本當作中焦。乃對下文上焦之句。王叔和不知文法若斯。妄謂中焦卽陽明胃腑所位。遂改作陽明者已。食穀欲嘔者。胃中虛寒而飲水淤蓄故也。吳茱萸之溫中。生薑之逐飲。爲是之故也。按太陽下篇云。傷寒胸中有熱。胃中有邪氣。腹中痛。欲嘔吐者。黃連湯主之。由是觀之。屬上焦者。乃胸中有熱之謂。當與小柴胡湯者也。前百五十三條。指小柴胡湯以爲治上焦之方。亦可以徵矣。

湯本氏云。本方證之嘔。從內從下方以迫於胃。小柴胡湯證。則從外從上部以迫之。二方雖有寒熱之異。然俱有嘔證。不易判別。師蓋說本方之證治。藉以示二方之鑑別也。

淵雷案。吳茱萸湯證爲胃寒。當屬太陰。此云屬陽明。顯然有譌。山田以爲陽明當作中焦理或然矣。屬上焦之證。準繩擬葛根加半夏湯。常器之擬橘皮湯。橘皮甘草生薑人參魏氏擬黃連炒吳茱萸生薑易乾薑。或以猪膽爲引。錢氏擬梔子豉湯涌之。雉間煥擬厚朴生薑半夏甘草人參湯。程氏尾臺氏仍與吳茱萸。柯氏以爲痰飲在上焦爲患。嘔盡自愈。諸家紛無定論。上焦之嘔。小柴胡似爲的對。二百三十七條云。可與小柴胡湯。上焦得通。津液得下。亦是小柴胡治上焦之徵。山田以上焦得通數句爲後人之註。故遠引婦人傷寒條爲徵耳。

吳茱萸湯方

吳茱萸一升洗　人參三兩　生薑六兩切　大棗十二枚擘

右四味。以水七升。煑取二升。去滓。溫服七合。日三服。

七升。金匱及外臺並作五升。是。

肘後方云。一方。治人食畢噫醋。及醋心。即本方

聖濟總錄云。人參湯。即本方治心痛。

醫方集解云。吳茱萸爲厥陰本藥。故又治肝氣上逆。嘔涎頭痛。本方加附子。名吳茱萸加附子湯。治寒疝腰痛牽引睪丸。尺脈沈遲。

方極云。吳茱萸湯。治胸滿。心下痞鞕。嘔者。

方機云。治食穀欲嘔者。方意以氣逆爲主證。又治吐利。手足厥冷。煩躁者。乾嘔吐涎沫。頭痛者。兼用南呂。嘔而胸滿者。兼用紫圓。脚氣上攻而嘔者。兼用紫圓。若水腫而嘔者。非此湯之所知也。

雉間煥云。心下痞鞕。嘔而胸滿。腹拘急者。專主之。又治小兒平生頻吐白沫者。

類聚方廣義云。噦逆。有宜此方者。按外臺曰。療食訖醋咽多噫。

又云。霍亂不吐不下。心腹劇痛欲死者。先用備急圓或紫圓。繼投此方。則無不吐者。吐則無不下者。已得快吐下。則苦楚脫然而除。其效至速。不可不知。

方函口訣云。此方主下降濁飲。故治吐涎沫。治頭痛。治食穀欲嘔。治煩躁吐逆。肘後治吐酸嘈雜。後世治噦逆。凡危篤之症。審係濁飲上溢。處此方時。其效不可舉數。吳崑加烏頭用於疝。此症自陰囊上攻。有刺痛而作嘔者。要以上迫爲目的也。又久腹痛吐水穀者。此方加沈香。有效。又霍亂後之轉筋。加木瓜。大效。

淵雷案。觀以上用法。知吳茱萸湯實治胃炎胃多酸。人參薑棗蓋與生薑瀉心湯同意。但以胃酸與胃中積水上逆。故君以吳茱萸之辛溫降逆耳。陶隱居云。吳茱萸一升者。五兩爲正。

續建殊錄云。天崎侯臣。堀氏某。卒然發乾嘔。醫與小半夏湯。七日而不差。其聲動四鄰。於是迎先生請治。診之。心下痞鞕。四肢厥冷。乃與吳茱萸湯。飲之三貼而疾全治。

橘窗書影云。姬路侯老臣。內藤平右衞門。往年在京都。患黴毒。差後。頭痛肩背強急。眼睛時復朦朧。醫槪以爲遺毒。連服仙遺糧並汞劑。血液枯燥。胃中空虛。一日。

發大嘔吐。絕食。心下痞塞。煩躁欲死。衆醫驚辭去。余診之曰。體本無深毒。其人自懼有病。爲醫過攻。至生斯變。所謂割雞用牛刀也。先平其胃。下其嘔逆。則或可得其活路。因作吳茱萸湯加半夏黃連。用官參三分。服之二日。嘔吐止。食稍進。余仍持前方。他醫或笑其頑固。弗動也。連服數旬。頭痛肩背強亦隨愈。

太陽病。寸緩關浮尺弱。其人發熱汗出。復惡寒。不嘔。但心下痞者。此以醫下之也。如其不下者。病人不惡寒而渴者。此轉屬陽明也。小便數者。大便必鞕。不更衣十日。無所苦也。渴欲飲水。少少與之。但以法救之。渴者。宜五苓散。

如其以下十三字。玉函作。若不下。其人復不惡寒而渴者。十二字。山田氏云。寸緩關浮尺弱。其人八字。叔和所攙。當删之。小便數以下。似有闕文。不可強解。姑存疑云。汪氏云。渴欲飲水至救之十三字。當在小便數者之前。不惡寒而渴者。者字可删。吳氏傷寒分經。删渴欲以下十九字。注云。舊本多衍文。今删之。金鑑云。但以法救之五字當是若小便不利。方與上文小便數。下文渴者之義相合。此條病勢不急。救之之文。殊覺無謂。必有遺誤。王三陽傷寒綱目云。此處五苓散難用。當有缺文也。淵雷案。寸緩關浮尺弱。表證仍在也。不嘔。未傳少陽也。若是而心下痞。知是前醫誤下所致。當先與桂枝湯解表。繼與大黃黃連瀉心湯攻痞。（百七十二條）若未經誤下。病人復不惡寒而渴者。爲轉屬陽明。陽明發熱汗出而渴。心下痞而鞕者。人參白虎證也。本條之文可解者止此。小便數大便鞕。乃小腸吸收亢盛。水分偏走前陰之故。若無病之人。固有不更衣十日無所苦者。在傷寒病程中。恐不如此。渴欲以下。與上文更不連屬。要之。此條必有譌脫耳。

脈陽微而汗出少者。爲自和（一作如）也。汗出多者。爲太過。陽脈實。因發其汗。出多者。亦爲太過。太過者。爲陽絕於裏。亡津液。大便因鞕也。

陽脈以下。成本爲別條。此條亦非仲景文字。金鑑以脈陽微爲脈浮無力而微。陽脈實爲脈浮有力而盛。自和爲欲解。文意固當如此。今案病之當從汗解者。無論自汗發汗。皆取遍身漐漐。不宜大汗如水流離。不關脈之微實也。過汗之變。爲傷津亡陽。說在太陽上篇。今云亡津液。大便因鞕。則是傷津而已。陽絕於裏一句。無所主當。蓋從上文脈陽陽脈說下。其義本自渺茫也。魏氏以爲陽盛阻絕其陰。說亦牽强。

脈浮而芤。浮爲陽。芤爲陰。浮芤相搏。胃氣生熱。其陽則絕。

浮爲病在表。浮而洪大者爲熱盛。芤爲血少之反應。詳金匱。今釋浮芤相搏以下。鶻突無理。凡傷寒金匱中。二種脈象相搏以成某病者。皆不可解。皆非仲景文字也。合前後二條觀之。大柢論津傷便鞕。麻仁丸之證耳。

趺陽脈浮而濇。浮則胃氣强。濇則小便數。浮濇相搏。大便則鞕。其脾爲約。麻子仁丸主之。

成本仁作人。古本當如是作。柯氏删此條。及麻仁丸方。山田氏云。右四條。從成本析二百五十一條爲二故云四條 叔和所攙。當删之。

趺陽。即衝陽穴所在。在足背上去陷谷（穴名在足大指次指之間）三寸。脈動應手。屬足陽明胃經。古人以候脾胃。成氏云。趺陽者脾胃之脈。診浮爲陽。知胃氣强。濇爲陰。知脾爲約。約者。儉約之約。又約束之約。內經曰。飲入於胃。游溢精氣。上輸於脾。脾氣散精。上歸於肺。通調水道。下輸於膀胱。水精四布。五經並行。（經脈別論）是脾土爲胃行其津液者也。今胃强脾弱。約束津液。不得四布。但輸膀胱。致小便數。大便難。與脾約丸通腸潤燥。汪氏云。成注以胃强脾弱爲脾約作解。推其意。以胃中之邪熱盛爲陽强。故見脈浮。脾家之津液少爲陰弱。故見脈濇。淵雷案。細繹古書所謂脾。本指小腸之吸收作用。推而廣之。一切臟器組織之吸收毛細動脈血以自養淋巴管之吸收組織液。莫不謂之脾焉。脾約云者。腸部吸收腸管中水分之力强。故小便數而大便鞕。然其吸收動脈血以自養之力弱。故腸管之自身。無液爲養。有似乎儉約。於是腸粘膜不能分泌粘液。以滑潤其大便。又有似乎約束也。以今日之科學知識。推成氏汪氏之意。解釋本條。其義當如此。然其曰相搏。曰脾約。固非仲景辭氣也。

麻子仁丸方

麻子仁二升　芍藥半斤　枳實半斤炙

大黃一斤去皮　厚朴一尺炙去皮　杏仁一升去皮尖熬別作脂

右六味。蜜和丸如梧桐子大。飲服十丸。日三服。漸加。以知爲度。

成本玉函。六味下。並有爲末煉三字。和並作爲。

外臺引古今錄驗云。麻子人丸。療大便難。小便利。而反不渴者。脾約。

方極云。麻子仁丸。治平日大便祕者。雉間煥云。宜痔疾。

尾臺氏云。謹案此章。非仲景氏之辭氣。方意亦不明。疑非仲景方也。外臺引古今錄驗。而不引傷寒論。亦可以證。雖然。賦質脆薄之人。或久病虛羸。及老人血液枯燥者。以此方令緩緩轉泄。亦佳。淵雷案。外臺之例。本是仲景方。卻引晉以後書者。不可勝數。不得以其不引仲景。決其方之不出仲景也。且外臺於方後注云。此本仲景傷寒論方。則王氏所見十六卷之傷寒論。已載本方矣。又案尾臺氏以本方治體弱虛羸老人之便祕。方函口訣亦引閑齋云。治老人之祕結最佳。然本方雖和緩。究屬攻破之劑。嘗見有誤用致死者。老人血液枯燥而便祕者。得大劑肉蓯蓉。輒通利。若用本方雖取快一時。不旋踵而祕結益甚。不可不知。

丹波氏云。案本草序例。厚朴一尺無攷。醫心方引小品方云。厚朴一尺及數寸者。厚三分廣一寸半爲准。

太陽病三日。發汗不解。蒸蒸發熱者。屬胃也。調胃承氣湯主之。

脈經無調胃二字。

山田氏云。三日發汗不解。謂發汗及乎三日。仍未解也。不解者。邪氣之不解也。非表之不解也。錢氏云。蒸蒸發熱。猶釜甑之蒸物。熱氣蒸騰。從內達外。氣蒸濕潤（案暗指汗出也）之狀。非若翕翕發熱之在皮膚也。程氏云。此即大便已鞕之徵。故曰屬胃也。熱雖聚於胃。而未見潮熱譫語等證。主以調胃承氣湯者。於下法內從乎中治。以其爲日未深故也。

傷寒吐後腹脹滿者與調胃承氣湯。

傷寒汗吐下三法。汗出與清便皆生理所固有。用藥發汗攻下。不過於時間質量上有所更改增益。初不令其營特殊機轉。故汗下後不須善後之藥。若夫吐。本非生理之自然。用藥取吐。乃令胃腸營特殊機轉。其蠕動逆而向上。故吐後諸證皆去。胃腸之逆氣未和。因自覺脹滿者。須調胃承氣湯微下。以演安其氣也。脹滿是自覺證。而無他覺證。故不須枳朴。吐法之善後方。亦不僅調胃一首。說詳瓜蔕散條。

山田氏云。成無己以吐爲嘔吐。以脹滿爲熱邪入胃。皆非矣。凡論中云後者。皆以施治之後言之。如發汗後下後。皆爾。若夫邪熱入胃而脹滿者。內必有燥屎。攻之不暇。豈取乎調胃緩弱之將耶。

太陽病。若吐若下若發汗後。微煩。小便數。大便因鞕者。與小承氣湯和之

愈。

吐下發汗。皆足傷津。微煩。是太陽傳入陽明之徵。小便數。則腸中益乾。故大便鞕。但其燥熱未甚。故與小承氣湯和之。

得病二三日。脈弱。無太陽柴胡證。煩躁。心下鞕。至四五日。雖能食。以小承氣湯。少少與微和之。令小安。至六日。與承氣湯一升。若不大便六七日。小便少者。雖不能食（一云不大便）。但初頭鞕。後必溏。未定成鞕。攻之必溏。須小便利。屎定鞕。乃可攻之。宜大承氣湯。

不能食。趙刻本作不受食。今據玉函成本全書改。千金翼作不大便。無大承氣之大字。

丹波氏云。脈弱。非微弱虛弱之弱。蓋謂不浮盛實大也。汪氏云。無太陽柴胡證。謂無惡寒發熱。或往來寒熱。在表及半表半裏之證也。煩躁心下鞕者。全是陽明府熱邪實。劉棟云。六日。當作五六日。山田氏云。承氣湯上脫小字。當補之。四五日。五六日。皆不大便之日數也。故下文承之云。不大便六七日。古文錯綜之妙乃爾。否則至字無所承。當前二百二十一條云。不大便五六日。上至十餘日。可見至字暗寓不大便之義焉。不大便而能食。其屎纔鞕而未燥之候。若不大便而不能食。乃定鞕爲燥之診。宜與前二百二十四條互相參考矣。得病二三日脈弱者。其熱不熾盛可知也。無太陽柴胡證。煩躁心下鞕者。其邪已入裏可知也。不大便至四五日者。其人雖能食。當以小承氣湯少少與微和之令小安也。少少者。不過三四合之謂。對一升而言也。若少少與之。而不得屎。延至五六日者。乃與小承氣湯一升。雖然。若其小便少者。則雖不大便至六七日。且不能食哉。攻之則令人溏。必待其小便數。屎爲定鞕。始可攻之。宜大承氣湯。淵雷案。得病二三日脈弱。無太陽柴胡證。煩躁心下鞕者。由時醫視之。亦是所謂溫熱。而非傷寒。以爲仲景所不論也。豈知正是仲景所謂傷寒耶。本條示大承氣之施用。當斟酌審慎。可參看二百一十七條。二百一十八條。二百四十四條。中間用小承氣微和令小安。通大便。蓋如西醫所謂對症處置。非攻病之法也。

方氏云。太陽不言藥。以有桂枝麻黃之不同也。柴胡不言證。以專少陽也。凡似此爲文者。皆互發也。

傷寒六七日。目中不了了。睛不和。無表裏證。大便難。身微熱者。此爲實也。急下之。宜大承氣湯。

汪氏云。不了了者。病人之目視物不明了也。睛不和者。乃醫者視病人之睛光。或昏暗。或散亂。是爲不和。錢氏云。六七日。邪氣在裏之時也。外既無發熱惡寒之表證。內又無譫語腹滿等裏邪。且非不大便。而曰大便難。又非發大熱。而身僅微熱。勢非甚亟也。然目中不了了。是邪熱伏於裏。而耗竭其津液也。經云。五藏六府之精。皆上注於目。熱邪內爍。津液枯燥。則精神不得上注於目。故目中不了了。睛不和也。金鑑云。目中不了了。而睛和者。陰證也。睛不和者。陽證也。此結熱神昏之漸。危惡之候。急以大承氣湯下之。瀉陽救陰。以全未竭之水可也。

淵雷案。病有腦症狀者。爲危候。因交感神經迷走神經之病變。常紊亂心臟機能。或竟令停息也。目中不了了。睛不和者。腦病之外候。腦神經纖維出於後腦之下面者。十有二對。其繫於目睛者。四對焉曰視神經。曰動眼神經。曰滑車神經。曰外展神經。故腦病之外候常見於目。古人不知神經系統病。但見睛不和之多爲危候。推想其故。乃謂五藏六府之精皆上注於目耳。腦病由於熱鑠津傷者。宜大承氣急下存陰。金匱以本方治痓。亦此意也。然若腦脊髓膜炎。若破傷風。則非本方所主。

吳勉學彙聚單方云。余治一少年。腹痛。目不見人。陰莖縮入。喊聲徹天。醫方灸臍。愈痛。欲得附子理中湯。余偶過其門。諸親友邀入。余曰。非陰證也。主人曰。晚於他處有失。已審侍兒矣。余曰。陰證聲低少。止呻吟耳。今高厲有力。非也。脈之伏而數且弦。肝爲甚。外腎爲筋之會。肝主筋。肝火盛也。肝脈遶陰莖。肝開竅於目。故目不明。用承氣湯。一服立止。知有結糞在下故也。凡痛須審察寒熱虛實。諸症皆然。久腹痛。多有積。宜消之。淵雷案。腹痛。目不見人。喊聲徹天。脈伏。灸臍愈。痛已足據以投大承氣矣。吳氏徒見其陰莖縮入。憶內經有肝脈遶陰。肝竅開目之說。遂附會以爲肝火盛。心有所過信。則幻覺見於指端。遂覺數且弦。肝爲甚耳。此等舊說言僞而辨。最易惑人。不知大承氣非瀉肝之藥。脈既伏矣。何由診其弦數乎。

陽明病。發熱汗多者。急下之。宜大承氣湯。一云大柴胡湯

陽明病。謂胃實可下之證也。否則發熱汗多。與白虎證何別。程氏金鑑等。謂雖無內實。亦宜急下救陰。非也。本有可下之證。復發熱汗多。則胃愈燥。津愈竭。故宜急下。二百二十二條云。陽明病。其人多汗。以津液外出。胃中燥。大便必鞕。可以互參。

尾臺氏云。雖發熱汗多。若仍惡寒者。可更發汗。

發汗不解。腹滿痛者。急下之。宜大承氣湯。

成氏云。發汗不解。邪熱傳入府。而成腹滿痛者。傳之迅也。是須急下之。

尾臺氏云。凡曰急下之。急溫之。急救之者。皆救一時之急也。本論云急下之者。凡

六條。（餘三條在少陰篇）雖其見證皆不過一二。然斯之不制。則必危險競起。災出不測。而至無可如何也。故曰急下以示其不可緩治。所以用大承氣湯也。應機制變。醫之要務。可不慎哉。

漫遊雜記云。阿波賈人。泊船尾道。食章魚中毒。累日不解。經二旬。至赤馬關。易醫者三。病勢益猛烈。命在旦夕。客舍主人某。造余廬請治。余往診之。滿腔如盛石。自心下至少腹。絞痛不可觸。藥食并吐。不留些子。其脈緊數。唇舌焦黑。余呼主人問曰。斯人平生苦積塊耶。曰有之。余曰。是滯食激發積痛也。先下其滯食。隨調其積痛。則猶或可解。唯連延須數日耳。迺作大劑大承氣湯。下之數十行。腹脹悉除。絞痛益劇。當其心下有一巨塊。狀如活動者。於是與附子粳米湯。調之三月。腹痛減半。舌胎皆去。日啖薄粥二盞。與粳米湯一百日。荏苒得愈。舶主之滯食。不以瓜蔕取吐者。察其聲氣。知不堪瓜蔕之毒也。既下而後。不進芩連者。腹氣竭乏。以苦寒攻之。則痛益激也。

腹滿不減。減不足言。當下之。宜大承氣湯。

和久田氏云。腹滿下之而不減。及雖減不足言者。下之相當。則腹滿可消。宜用大承氣湯。此承前條腹滿痛而言也。錢氏云。然有下之而脈證不爲少減者。死證也。喻氏云。減不足言四字。形容腹滿如繪。見滿至十分。卽減去一二分。不足殺其勢也。成氏云。若腹滿時減。非內實也。則不可下。金匱要略曰。腹滿時減。復如故。此爲寒。當與溫藥。

建殊錄云。京師富街賈人堺屋治兵衞妻。積病五年。首疾腹痛。諸證雜出。無復定證。其族有醫某者。久療之。未見其效。最後腹肚妨脹。倍於平日。醫以爲必死。因謝退。於是召先生。先生爲大承氣湯與之。其人未服。某醫復至。聞先生之主方。因謂賈人曰。嗟乎。如此殆速其死也。夫承氣之峻烈。譬猶發火銃於腹內。懼之不已。而賈人以其初久無效。竟不聽。醫退。連服數劑。坐廁之後。心腹頓安。而胸中尚覺喘滿之狀。先生又爲控涎丹與之。其人未服。醫復至。謂賈人曰。承氣尚恐其不勝也。

況此甚於彼者乎。必勿服。再三叮屬而去。賈人復不聽。其夜輒服之。翌早吐下如傾。胸腹愈安。醫復至。見其如此。嘆服去。後數日全愈。

浪華梶木街賈人屋路浪傳兵衞女。患腹滿。浪華醫盡其術救之。一無其效。於是就先生於京師。先生診之。爲大承氣湯飲之。二月所。腹全減如平人。而按之臍傍有塊尚未解。以故與前方不已。賈人乃以爲無所病。托事故謝罷。居六月所。大便漸燥結。飲食頗減。一日忽腹痛。連嘔吐。於是始服先生之明。更求診治。爲大半夏湯飲之。數日痛止。不復吐。乃復爲大承氣湯下之。十日五日僅一行。塊尚如故。久之。陰中下臭穢。下利日十餘行。如此者三日所。利止。塊解。頓如平日。

淵雷案。此下金匱玉函經復有一條云。傷寒腹滿。按之不痛者爲虛。痛者爲實。當下之。舌黃未下者。下之黃自去。宜大承氣湯。要略腹滿篇亦載之。釋在金匱今釋。

陽明少陽合病。必下利。其脈不負者。爲順也。負者。失也。互相剋賊。名爲負也。脈滑而數者。有宿食也。當下之。宜大承氣湯。

負也之也。玉函作若屬下句讀。此以下三條。山田氏以爲叔和所攙。和久田氏云。其脈不負者云云二十字。後人攙入。故删之。陽明少陽合病。不惡寒但熱。心下痞鞕。下利。其脈滑而有力且數者。雖下利。仍有宿食停滯也。當下而去之。丹波氏云。金匱要略曰。脈數而滑者實也。此有宿食也。當下之。宜大承氣湯。乃知脈滑以下。正是別條。與陽明少陽合病不相干。淵雷案。二君之言。皆近是。此條但有下利一證。其所以稱合病之故不可知。其脈負不負者。成氏云。陽明土。少陽木。少陽不勝陽明不負。是不相剋爲順也。若少陽脈勝陽明脈負者。是鬼賊相剋。爲正氣失也。程氏申之云。見滑數之脈爲不負爲順。見弦直之脈爲負爲失。然五行剋賊。仲景所不言。其說不足據也。

病人無表裏證。發熱七八日。雖脈浮數者。可下之。假令已下。脈數不解。合熱則消穀喜飢。至六七日。不大便者。有瘀血。宜抵當湯。若脈數不解。而下不止。必協熱便膿血也。

若脈以下。趙刻本爲別條。今依玉函千金翼合之。協玉函作挾。案此條後人羼入。紕繆之尤者。無表裏證。發熱七八日。脈浮數。何所見而可下。脈數善飢。六七日不大便。何以知有瘀血。脈數下不止。繼而便膿血。當是水瀉轉爲痢疾者。此種病。固所常見。下不止之下字。文意明指自下利。（舊注皆作自下利解）然本論文例。凡曰下者。皆謂用藥下之。其曰利。曰下利。曰自利者。乃謂自下利。此條施治失據。文例不符。豈非紕繆之尤。

傷寒。發汗已。身目爲黃。所以然者。以寒濕（一作溫）在裏不解故也。以爲不可下也。於寒濕中求之。

玉函。寒濕下。有相搏二字。以爲下。有非瘀熱而四字。於上有當字。

傷寒發汗已。身目爲黃。則是黃疸病之初起有表證者。卡他性黃疸。（或稱胃及十二指腸黃疸）及急性熱性黃疸。（或稱翕而氏病）皆如此。別有黃熱病。則蒙古人種無感受性。本論所不言也。寒濕在裏不可下。即後世所謂陰黃。上二種黃疸病。陰證陽證俱有之。本條但云寒濕。不詳其證。仲景宜不如此闕略。王海藏云。陰黃其證。身冷汗出。脈沈。身如熏黃色黯。終不如陽黃之明如橘子色。治法。小便利者朮附湯。小便不利。大便反快者。五苓散。

山田氏云。右四條。二百六十三條依宋本析爲二故云四條叔和所攙。當刪之。

傷寒七八日。身黃如橘子色。小便不利。腹微滿者。茵陳蒿湯主之。

千金。七八日下。有內實瘀熱結五字。玉函。腹上有少字。此是陽黃兼胃實者。故云腹微滿。與二百四十二條互發。

傷寒身黃發熱。梔子蘗皮湯主之。

汪引武林陳氏云。發熱身黃者。乃黃證中之發熱。而非麻黃桂枝證之發熱也。熱既鬱而爲黃。雖表而非純乎表證。但當淸其疸以退其黃。則發熱自愈。淵雷案。陳說闇合卡他性黃疸之病理。卡他性黃疸雖有發熱者。非因抵抗風寒刺激而起。故與麻桂證不同。前人經驗之論。不參內難臆測者。往往闇合科學如此。

金鑑云。傷寒身黃發熱者。設有無汗之表。宜用麻黃連軺赤小豆汗之可也。若有成實之裏。宜用茵蔯蒿湯下之亦可也。今外無可汗之表證。內無可下之裏證。故惟宜以梔子蘗皮湯清之也。

梔子蘗皮湯方

肥梔子十五箇擘。　甘草一兩炙　黃蘗二兩

右三味。以水四升。煑取一升半。去滓。分溫再服。

成本玉函全書。並無肥字。玉函作十四枚。千金翼作煑取二升。

全嬰方論云。蘗皮湯。即本方治小兒衄血至一二勝。升字疑誤悶絕。淵雷案。黃疸病多兼內臟出血者。故黃疸方亦兼止血之效。可以移治鼻衄。此等治法。中外古今一貫。眞有玉合子底蓋相合之妙。近人多謂中西醫根本不同。多見其局隘不通而已。梔子治血證。詳第三卷梔子豉諸湯用法中。

方極云。梔子蘗皮湯。治身黃發熱心煩者。方機云。治身黃發熱者。身黃心煩者。兼用解毒散。

方輿輗云。此云發熱。乃蒸蒸發熱。非翕翕發熱。此方專以解熱爲治也。

類聚方廣義云。梔子蘗皮湯。洗眼球黃赤熱痛甚者效。又胞瞼糜爛痒痛。及痘瘡落痂以後。眼猶不開者。加枯礬少許洗之。皆妙。

淵雷案。化驗分析所得。黃蘗之主成分。與黃連同。而國醫相承之用法。黃蘗專主濕熱。及下部之病。與黃連頗異。今仍從本草用法。

傷寒瘀熱在裏。身必發黃。麻黃連軺赤小豆湯主之。

趙刻本脫發字。今依玉函成本全書補。軺。千金及翼並作翹。方中同。此黃疸之有表證。裏不實者。故以發表爲治。西仲潛云。此二條。證方互錯。瘀熱在裏。理不宜發表。必是梔蘗湯證。身黃發熱。卽爲表候。殆卽赤小豆湯證。（元堅述義引）案此說似是而非。瘀熱在裏。謂濕熱鬱遏在裏。未得從表解也。發熱亦不必是表候。治黃三方之異。前條金鑑注爲允。

麻黃連軺赤小豆湯方

麻黃二兩去節　連軺二兩連翹根是　杏仁四十箇去皮尖　赤小豆一升

大棗十二枚擘　生梓白皮切一升　生薑二兩切　甘草二兩炙

右八味。以潦水一斗。先煑麻黃再沸。去上沫。內諸藥。煑取三升。去滓。分溫三服。半日服盡。

甘草二兩。成本作一兩。再沸。玉函作一二沸。

類聚方廣義云。麻黃連軺赤小豆湯。治疥癬內陷。一身瘙痒。發熱喘欬。腫滿者。加反鼻奇效。生梓白皮不易采。用今權以乾梓葉或桑白皮代之。湯本氏云。余曾以本方兼用伯州散。治濕疹內攻性腎炎。

伊澤信恬云。連軺。卽連翹。本草經所載之物。而非其根也。千金及翼。並作連翹。爾雅。連異翹。郭璞注。一名連苕。皆可取證。且詩陳風。邛有旨苕。陸璣疏。苕。苕饒也。幽州人謂之翹饒。漢書禮樂志。兼雲招給祠南郊。顏師古注。招讀與翹同。文選吳都賦。翹關扛鼎。李善注。列子曰。孔子勁能招國門之關。而不肯以力聞。據此。翹苕軺。實一聲也。淵雷案。連翹爲諸瘡瘍消腫排膿之藥。兼利小便。本方用連翹者。一以消胃腸之炎症。一以排除黃色素也。東醫有用以鎮嘔者。牛山活套云。大人小兒嘔吐不止。於對證方中加連翹。此予家不傳之祕也。生生堂治驗亦以連翹三錢。治小兒驚風後吐乳。一服卽止。

梓白皮清熱殺蟲。爲皮膚病外治藥。今藥肆多不備。生者尤難得。元堅云。金鑑曰。無梓皮。以茵蔯代之。愚意不如李中梓之以桑白皮代之。案桑皮瀉肺藥。有利水消腫之效。故可代梓皮入黃疸方。非謂二物同功也。

錢氏云。李時珍云。潦水乃雨水所積。韓退之詩云。潢潦無根源。朝灌夕已除。蓋謂其無根而易涸。故成氏謂其味薄不助濕氣而利熱也。

辨少陽病脈證并治

少陽之爲病。口苦。咽乾。目眩也。

六經病篇之首。各有之爲病一條。說者相承。以爲本經病之提綱。今覆考之。惟太陽太陰二條。足以賅括本經病狀。堪當提綱之名。自餘四經。頗不然矣。陽明之提綱。胃家實是。但舉承氣府病。遺卻白虎經病也。少陰之提綱。脈微細。但欲寐。亦不足盡少陰之病狀。觀其本篇及論中用薑附諸證。可以見也。厥陰病自分兩種。其一上熱下寒。其一寒勝熱復。（說本小丹波）提綱亦舉其一。遺其一。本條少陽之提綱。則舉其近似之細者。遺其正證之大者。於諸提綱中。爲尤無理。夫柴胡湯爲少陽正證。說者無異辭。論中用柴胡諸條。一不及口苦咽乾目眩等證。驗之事實。柴胡證固有兼此等證者。然陽明篇云。陽明中風。口苦咽乾。（百九十八條）又云。陽明病。脈浮而緊。咽燥口苦。（二百三十條）苓桂朮甘證云。起則頭眩。眞武證云。頭眩身瞤動。是口苦咽乾目眩者。非少陽所獨。安得爲少陽之提綱。又況目眩字。論中他無所見乎。山田氏云。少陽篇綱領。本亡而不傳矣。王叔和患其闕典。補以口苦咽乾目眩也七字者。已固非仲景氏之舊也。

少陽中風。兩耳無所聞。目赤。胸中滿而煩者。不可吐下。吐下則悸而驚。

山田氏云。中風二字。係外邪總稱。非傷寒中風之中風也。耳聾目赤。熱攻上焦也。乃少陽兼證。猶小柴胡條或以下諸證也。此證宜以小柴胡湯以和解之。不可吐下。若誤吐下。則有變證若斯者。汪氏云。補亡論龐安時云。可小柴胡湯。吐下悸而驚者。郭白雲云。當服柴胡加龍骨牡蠣湯。淵雷案。耳聾爲少陽少陰共有之證。人猶知之。目赤則無有不以爲熱證者。然愚所經驗。亦有少陰要之目赤耳聾。皆兼見證。不可據以分經用藥。胸中滿而煩。卽胸脇苦滿而心煩也。

傷寒。脈弦細。頭痛發熱者。屬少陽。少陽不可發汗。發汗則讝語。此屬胃。胃和則愈。胃不和。煩而悸。一云躁

玉函成本。煩上並有則字。

王氏準繩云。凡頭痛發熱。俱爲在表。惟此頭痛發熱爲少陽者。何也。以其脈弦細。故知邪入少陽之界也。山田氏云。悸作躁爲是。若煩而悸。乃小建中湯證。非胃實之候也。屬者太陽轉屬少陽而未純之辭。故仍有頭痛發熱之表也。如是者。宜與柴胡桂枝湯。蓋以其爲併病也。若以麻黃湯以發其汗。則津液內竭。大便燥結。令人讝語。此爲屬胃。宜與小承氣以和胃氣。胃和則愈。若其胃不和。則不但讝語。又令人煩而躁也。如此則當與大承氣湯也。淵雷案。和胃之治。成氏與調胃承氣湯。汪氏用大柴胡湯。臨證決擇可也。

湯本氏云。概括右三條而解釋之。凡少陽病。不問其爲太陽轉入。爲自然發生。皆於胸腹二腔間之臟器組織生炎症。其餘波迫於上部。則爲定則的口苦咽乾目眩。又時爲耳聾目赤頭痛。且波及外表而爲發熱。其病不在表。故脈不浮。亦不在裏。故脈不沈。位於表裏之間。脈亦準之。在浮沈之間。而呈弦細。故汗吐下在所嚴禁也。

本太陽病不解。轉入少陽者。脇下鞕滿。乾嘔不能食。往來寒熱。尙未吐下。脈沈緊者。與小柴胡湯。若已吐下發汗溫鍼。讝語。柴胡湯證罷。此爲壞病。知犯何逆。以法治之。

玉函千金翼。並無本字。不能食。並作不欲食飮。若已以下。趙刻本爲別條。今據玉函千金翼合之。

金鑑云。脈沈緊。當是脈沈弦。若是沈緊。是寒實在胸。當吐之診也。惟脈沈弦。始與上文之義相屬。故可與小柴胡湯。山田氏云讝語二字衍文。當删之。病源候論引此條文。無讝語二字。爲是矣。壞病。謂正證自敗。不可以少陽陽明等目名焉。以法治之。乃隨證治之之謂。

三陽合病。脈浮大。上關上。但欲眠睡。目合則汗。

眠睡二字。玉函千金翼並作寐一字。此條但言脈浮大嗜臥盜汗。既無方治。又不足爲三陽合病之特徵。誠不得其主旨。吳儀洛與二百二十八條合爲一條。劉棟以爲後人之所攙也。程氏云。上關上。從關部連上寸口也。

傷寒六七日無大熱其人躁煩者此爲陽去入陰故也。

山田氏云。無大熱。無翕翕之熱也。陰陽乃表裏之別稱。陽去入陰者。謂其邪去表入裏。丹波氏云。表邪入於裏陰而躁煩者。蓋此陽明胃家實而已。淵雷案素問熱論。以陽明胃家實爲三陰。本論則未有稱陽明爲陰者。此條亦沿襲熱論而自亂其例者。山田乃不云叔和所攙。何耶。錢氏汪氏金鑑以陰爲本論之三陰。其說更誤。

傷寒三日。三陽爲盡。三陰當受邪。其人反能食而不嘔。此爲三陰不受邪也。

此條亦沿熱論之說。與太陽上篇第四第五條同爲不合實際之廢話。三日三陽盡者。熱論以爲一日傳一經也。三陰。卽本論之陽明。陽明胃家實。則不能食。故以能食爲三陰不受邪。不嘔。蓋言少陽已解也。

傷寒三日。少陽脈小者。欲已也。

成氏云。內經曰。大則邪至。小則平。傷寒三日。邪傳少陽。脈當弦緊。今脈小者。邪氣微而欲已也。丹波氏云。案此語內經中無所攷。脈要精微云。大則病進。淵雷案。此條冠以三日字。蓋亦古醫家之傳說。而非本論之例也。玉函無此條。爲是。

少陽病欲解時。從寅至辰上。

辨見太陽上篇。

劉棟云。右三條。後人之所攙也。

傷寒論今釋卷六

傷寒論今釋卷七

川沙　陸彭年淵雷　撰述

辨太陰病脈證并治

太陰之爲病。腹滿而吐。食不下。自利益甚。時腹自痛。若下之。必胸下結鞕。

脈經千金翼。自利作下之。而無若下之必四字。蓋是結玉函作痞。亦是。

凡病證。多非疾病之本體。而是正氣抵抗疾病之現象。此義已於太陽上篇第十六條發之。人之氣稟有强弱。年齡有盛衰。飲食服御操作。亦有豐儉勞逸。因此之故。病毒中人而正氣起抵抗。正氣之力有餘。則顯機能亢盛之現象。是爲陽證。正氣之力不足。則顯機能衰減之現象。是爲陰證。更就陽證陰證之中。揣其病位所在。依類相從。各分三種。以爲用藥攻救之大綱。此六經病之所由分也。西醫亦知人體有正氣以抗病。謂之自然療能。然不知治病之當利用正氣。故於寒熱虛實之異。絕不措意。概以本病血淸治傳染病。執一無權。宜其寡效。國醫之喜空言高論者。又震於內經岐黃之聖。抵死不肯放棄熱論傳經之說。以爲本論之太陰病。從少陽傳來。不知熱論所謂三陰。卽本論陽明胃家實之病。本論之三陰。乃熱論所未言。根本不同。不得以彼釋此。若就本論之病證言。少陽苟非誤治。決不傳爲太陰也。

太陰之證。腹滿吐利。食不下。時腹自痛。明其病爲腸胃虛寒。與陽明府病。部位正同。而性質相反。蓋腸胃虛寒。消化失職。殘餘之水穀。醱酵爲瓦斯。故令腹滿。腹雖滿。按之則輭。不若府病之滿。因內有燥屎。按之堅實也。吐利食不下。爲腸胃病寒熱通有之證。當於脈舌腹候辨之。時腹自痛者。得寒則腸蠕動亢盛而作痛。（參看金匱大建中湯）得暖則腸蠕動緩靜而痛止。不若府病因燥屎撐柱而痛。痛無已時也。病屬虛寒。自當溫補而不當下。誤下而胸下痞鞕。非人參不可救矣。

本論六經之病。本非藏府經絡之謂。然注家以脾病釋太陰。特爲巧合。脾者古人以指小腸之吸收機能。吸收退減。則糞便中富有滋養液而下利。若蠕動亢盛。亦令小腸不及吸收而下利。皆所謂脾不轉輸也。前賢又以理中湯丸爲太陰主方。亦是。人參振其機能。尤促其吸收。乾薑溫其寒冷。非太陰方而何。惟太陰篇文甚簡略。少陰厥陰。亦皆有吐利之證。理中湯丸又不在本篇。而在霍亂篇。故本論三陰之界說。不甚明晰。小丹波見篇中有桂枝加芍藥加大黃之方。遂以太陰爲寒實證。山田見本條自利益甚之語。遂以太陰爲少陰之邪入裏。云自利益甚。承少陰之自利不甚言之。皆非也。丹波氏云。自利益甚四字不允當。且脈經千金翼文有異同。可知此條固有差錯也。

傷寒蘊要云。凡自利者。不因攻下而自瀉利。俗言漏底傷寒者也。大抵瀉利。小便清白不澀。完穀不化。其色不變。有如鶩溏。或吐利腥穢。小便澄澈清冷。口無燥渴。其脈多沈。或細或遲。或微而無力。或身雖發熱。手足逆冷。或惡寒踡臥。此皆屬寒也。凡熱症。則口中燥渴。小便或赤或黃。或澀而不利。且所下之物。皆如垢膩之狀。或黃或赤。所去皆熱臭氣。其脈多數。或浮或滑或弦或大或洪也。亦有邪熱不殺穀。其物不消化者。但脈數而熱。口燥渴。小便赤黃。以此別之矣。

太陰中風。四肢煩疼。陽微陰濇而長者。爲欲愈。

此條與太陰病例不合。非仲景意也。太陰中風。張錫駒以爲風邪直中太陰。然太陰既是腸胃病。其證當不止於四肢煩疼。錢潢據素問陽明脈解。以爲脾病四肢不得稟水穀氣。故令煩疼。然腸胃病。影響及於四肢之榮養。則非一朝一夕之故。又不得爲太陰直中。陽微陰濇而長。說者皆謂微濇陰脈。長爲陽脈。陰中見陽。陽將囘而陰病欲愈。說固娓娓動聽。特未經實驗。猶是紙上空談耳。小丹波以爲太陰之從外而愈者。然腸胃虛寒。由於正氣之不濟。非陽證祛病外達之比。豈有太陰而外愈者乎。

太陰病。欲解時。從亥至丑上。

劉棟云。右二條。後人之所攙。故不采用。

太陰病。脈浮者。可發汗。宜桂枝湯。

金鑑云。卽有吐利不食腹滿時痛一二證。其脈不沈而浮。便可以桂枝發汗。先解其外。俟外解已。再調其內可也。於此又可知論中身痛腹滿下利。急先救裏者。脈必不浮矣。山田氏云。此太陽太陰合病。以內寒不甚。故先治其表。若至於下利淸穀。宜先救其裏而後解其表也。

淵雷案。旣稱太陰病。必有腹痛吐利諸證。尤以下利爲主。下利兼表證者。治法當辨寒熱。三陽熱利。則先解其表。葛根湯是也。三陰寒利。則先溫其裏。四逆湯九十五條三百七十七條是也。本條寒利而先解表。於治爲逆。金鑑但據脈浮爲說。山田以謂內寒不甚。蓋亦有見於此而呑吐其詞也。舒氏主理中加桂枝。卽桂枝人參湯耳所見獨是。程氏謂桂枝胎建中之體。無礙於溫。則迴護之說。不敢破經文耳。此證服桂枝湯。雖不致加劇。要非正治。

自利不渴者屬太陰。以其藏有寒故也。當溫之。宜服四逆輩。

玉函千金翼。並無服字。輩。脈經作湯。

金鑑云。凡自利而渴者。裏有熱屬陽也。若自利不渴。則爲裏有寒。屬陰也。今自利不渴。知爲太陰本藏有寒也。故當溫之四逆輩者。指四逆理中附子等湯而言也。

成氏云。自利而渴者屬少陰。（二百八十六條）爲寒在下焦。自利不渴者。屬太陰。爲寒在中焦。與四逆等湯。以溫其藏。山田氏云。自利而渴一證。間有津液內亡而然者。惟其人小便不利。亦屬虛寒也。余嘗療下利煩渴。小便不利者。每用四逆輩屢收全功。若徒以渴爲熱。以不渴爲寒。則未爲盡善矣。所謂自利不渴爲有寒者。殊語其常已。若至其變證。則未必盡然也。

湯本氏云。以其藏有寒。寒字有二義。其一卽指寒冷。其一乃指水毒。水性本寒。其歸一也。當溫之。溫字亦有二義。其一如其本義。其一則指除水毒。水毒去則自溫暖。其歸亦一也。言自然下利而不渴者。屬太陰病。所以然者。以內臟有水毒而寒冷也。當選用四逆湯類似諸方。去水毒以溫暖內臟。乃爲適當處置。

淵雷案。陽明病熱鑠津液則渴。少陰病陽亡而津不繼則渴。厥陰病上熱下寒則渴。五苓猪苓諸證。水積而不行。則渴。渴之故於是多端。然皆無關於自利也。自利爲勢不暴。爲日不多者。例皆不渴。若崩注洞泄。或久利不止。則未有不渴者。崩注洞泄。其人必驟瘠。久利不止。必有榮養障礙之證。此皆明白易曉之理。成氏金鑑山田。不過各舉一端。惟湯本之說。識見獨到。何以言之。本條辭氣。似就自利證中。辨其不渴者屬太陰。此但就陰證而言。若兼及三陽。則葛根湯黃芩湯等所治之自下利。亦多不渴。不得爲太陰也。卽太陰自利。其勢暴迫。或日久者。亦當渴。今不渴。則是裏有水毒之故。湯本之說所以獨到也。本條主四逆而藥徵以附子主逐水。乾薑主結滯水毒。此湯本之說所本。雖然。太陰局部虛寒。乃乾薑之任。當用理中。今用四逆輩。則兼少陰。非純乎太陰矣。

傷寒脈浮而緩。手足自溫者。繫在太陰。太陰當發身黃。若小便自利者。不能發黃。至七八日。雖暴煩。下利日十餘行。必自止。以脾家實。腐穢當去故也。

此條前半已於陽明篇中（百九十六條）釋訖。彼云至七八日大便鞕。是太陰轉爲陽明而愈也。此云七八日暴煩下利。是自愈於太陰也。太陰本是小腸發炎之寒證。腸內容物及炎性滲出物停留不去。則刺激腸粘膜。助長其炎竈。故令微利不止。今暴煩下利。乃正氣奮起驅除腸中之有害物。故云脾家實腐穢去。實謂正氣恢復也。

汪氏云。成注云。下利煩躁者死。（引成止此成說本少陰篇文。）此爲先利而後煩。是正氣脫而邪氣擾也。茲則先煩後利。是脾家之正氣實。故不受邪而與之爭。因暴發煩熱也。

劉棟云。此條。後人之所加也。故不采用。

本太陽病。醫反下之。因爾腹滿時痛者。屬太陰也。桂枝加芍藥湯主之。大實痛者。桂枝加大黃湯主之。

大實痛以下。成氏諸本爲別條。非是。

太陽誤下。腹部之神經肌肉起攣縮。以抵抗下藥。故令腹滿時痛。然此等攣縮。不足以中和下藥之毒。徒令滿痛而已。故與桂枝湯以解表。倍加芍藥。以治其攣痛也。若誤下之後大實痛者。則不但攣縮。其人胃腸本有食毒。一部分表熱因誤下而內陷。與食毒相結。故於前方加大黃以再下之。本條係誤下後兩種變證。非太陰本病。加芍藥湯因腹滿時痛。有似太陰。故謂之屬太陰。加大黃湯則絕非太陰矣。小丹波乃據此條之文。謂太陰爲寒實之證。非也。山田氏云。前證腹滿時痛。表證誤下所生之病。而非表邪入裏而然。故惟滿而不實。時痛而不常痛。後證則表邪傳入之所致。非太陰之證。故屬太陰三字在前證下。不在後證下。雖然二證俱有表之未解。故皆以桂枝爲主。惟後證雖實。非太陰證。然以其同得之下後。而同有表之未解。同有腹滿痛。不得不附以辨其異。諸家不察。總二證以爲太陰。合前後以爲傳入之邪。不思之甚。

內臺方議云。表邪未罷。若便下之。則虛其中。邪氣反入裏。若脈虛弱。因而腹滿時痛者。乃脾虛也。不可再下。與桂枝加芍藥湯。以止其痛。若脈沈實。大實滿痛。以手按之不止者。乃胃實也。宜再下。與桂枝湯以和表。加芍藥大黃。以攻其裏。

桂枝加芍藥湯方

桂枝（三兩去皮）　芍藥（六兩）　甘草（二兩炙）　大棗（十二枚擘）　生薑（三兩切）

右五味。以水七升。煮取三升。去滓。溫分三服。本云桂枝湯。今加芍藥。

溫分。千金翼作分溫。

方極云。桂枝加芍藥湯。治桂枝湯證。而腹拘攣劇者。

雉間煥云。此方治腹拘攣劇者。誠然。然遍身拘攣。皆治之。則腹字恐衍文。又云。治奔豚拘攣劇者。

方機云。煩。脈浮數。無鞕滿狀者。腹滿寒下。（謂寒性下利也）脈浮。或惡寒。或腹時痛者。桂枝加芍藥湯主之。

方輿輗云。其人宿有癥瘕痼癖。因痢疾引起固有之毒。作腹痛者。此方爲之主劑。假令因宿食而腹痛。吐瀉已後。腹痛尚不止者。此固有之毒所爲也。蓋桂枝加芍藥湯。不僅治痢毒。只痛甚。或痢毒既解而痛不止之類。皆由固有之毒也。此方主之。若其人有固有之毒。其腹拘攣。或有塊。又毒劇痛不止者。桂枝加芍藥大黃湯所主也。淵雷案。本草經謂芍藥主邪氣腹痛。除血痺。破堅積寒熱疝瘕。有持之說。可作注腳。

麻疹一哈云。東洞南涯二翁。及其流裔。以此二方。（本方及加大黃湯）加用附子或朮附子。治黴毒僂麻質斯（歷節痛風）脚氣等病云。

又云。予嘗治一婦人。發熱二三日所。疹子已出。卒爾而隱。診之腹滿拘攣甚。臍邊有結塊。自言經信不利。因作桂枝加芍藥湯飲之。又以海浮石丸（海浮石滑石大黃赤石脂）襍進。其夜發熱甚。疹子從汗而出。經信利。諸證自安。

桂枝加大黃湯方

桂枝（三兩去皮）　大黃（二兩）　芍藥（六兩）

生薑（三兩切）　甘草（二兩炙）　大棗（十二枚擘）

右六味。以水七升。煮取三升。去滓。溫服一升。日三服。

大黃二兩。玉函作三兩。成本作一兩。案方名當作桂枝加芍藥大黃湯。

方極云。桂枝加芍藥大黃湯。治桂枝加芍藥湯證。而有停滯者。方機云。寒下已止。而大實痛者。桂枝加芍藥大黃湯主之。

雉間煥云。治小兒宿食不化而腹痛者。若嘔者。倍大黃。凡用此方。宜倍加大黃。淵雷案。吉益氏類聚方方極諸書。據成本作大黃一兩。故子炳云爾。

方輿輗云。此方。痢疾初起有表證腹痛而裏急後重不甚者。用之。此表證。比葛根湯證為輕。又痢疾初起。用桂枝湯。而腹痛稍劇者。宜用此方。又用於痢中之調理。其痛劇時。先用以和痛也。

又云。曾治一人病痢。用桂枝加芍藥大黃湯。其人於左橫骨上。約徑二寸之際。痛極不堪。始終以手按之。用此方。痢止而痛亦治。是痢毒也。

痲疹一哈云。渡邊荻之進。年二十有五。發熱如燃而無汗。經四五日。疹子不出。腹滿拘攣。二便不利。時或腰痛甚。（案王好古云芍藥治帶脈病苦腹痛滿腰溶溶如坐水中）因作桂枝加芍藥大黃湯飲之。微利二三行。拘痛漸安。其翌以紫圓下之。水下五六行。其夜熟眠。發汗如洗。疹子從汗而出。疹收後。全復舊。

太陰爲病。脈弱。其人續自便利。設當行大黃芍藥者。宜減之。以其人胃氣弱。易動故也。（下利者先煎芍藥三沸）

注文九字。成本無之。

劉棟云。上條之註文。後人之所加也。故亦不采用。

程氏云。前條之行大黃芍藥者。以其病爲太陽誤下之病。自有浮脈驗之。非太陰爲病也。若太陰自家爲病。則脈不浮而弱矣。縱有腹滿大實痛等證。其來路自是不同。中氣虛寒。必無陽結之慮。目前雖不便利。續自便利。只好靜以俟之。大黃芍藥之宜行者減之。況其不宜行者乎。誠恐胃陽傷動。則洞泄不止。而心下痞鞕之證成。雖復從事於溫。所失良多矣。胃氣弱。對脈弱言。易動。對續自便利言。太陰者。至陰也。全憑胃氣鼓動。爲之生化。胃陽不衰。脾陰自無邪入。故從太陰爲病。指出胃氣弱來。淵雷案。陽明太陰。皆是腸病。古人每指腸曰胃。故陽明燥結爲胃家實。太陰自利爲胃氣弱。本自直捷了當。程氏拘牽內經之經絡藏府。必欲鑿分胃陽脾陰。可謂作繭自縛。

張氏直解云。曰便利。其非大實痛可知也。曰設當行。其不當行可知也。淵雷案。前條行大黃芍藥者。本非太陰。而蒙太陰之名。後人沾注本條者。知太陰之不當行大黃芍藥。不知前條之本非太陰。故囁嚅其詞。曰設當行。曰宜減之耳。

辨少陰病脈證幷治

少陰之爲病。脈微細。但欲寐也。

山田氏云。但字下。脫惡寒二字。當補之。何則。但者。示無他事之辭。但頭汗出。餘處無汗。不寒惡但熱。及溫瘧身無寒但熱（金匱瘧病篇）等語。可見矣。少陰病。豈但欲寐一證得以盡之乎。若以其但欲寐。謂之少陰病。則所謂太陽病十日以去。脈浮細而嗜臥者。亦名爲少陰病乎。闕文明矣。但惡寒者。所謂無熱惡寒。卽是也。故麻黃附子細辛湯條云。少陰病始得之。反發熱。通脈四逆湯條云。少陰病。反不惡寒。可見無熱惡寒。乃爲少陰本證矣。凡外邪之中人。其人素屬實熱者。則發爲太陽。其人素屬虛寒者。則發爲少陰。寒熱雖不同。均是外感初證也。已故太陽篇辨之云。發熱惡寒者。發於陽也。無熱惡寒者。發於陰也。二發字。示其爲初證也。今邪從其虛寒而化。故其脈微細。但惡寒而欲寐也。宜與麻黃附子甘艸湯微發其汗也。成無已謂。脈微細爲邪氣傳裏深也。非矣。按六經綱領諸條。脈證兼說者。惟太陽少陰。

而其他四經。唯言證而不及脈。可見太陽乃三陽之始。而少陰果爲三陰之首矣。古人未有此說。因贅于茲。

丹波氏云。案太陽中篇三十九條云。太陽病。十日以去。脈浮細而嗜臥者。外已解也。此當以脈浮沈而別陰陽也。

程氏云。前太陰後厥陰。俱不出脈象。以少陰一經可以該之也。少陰病六七日前。多與人以不覺。但起病喜厚衣近火。善瞌睡。凡後面亡陽發躁諸劇證。便伏于此處矣。最要提防。

淵雷案。少陰病者。全身機能衰減之病也。有抵抗外感而起者。有衰老虛弱自然而成者。在抵抗外感之傷寒病中。有初起卽屬少陰者。有陽證誤治過治而傳變者。亦有雖不誤治。日久自變者。其病理證候。體溫不足則惡寒。心臟衰弱則脈微細。腦神經貧血則但欲寐。四肢之神經肌肉失其煦濡。則身疼踡臥。胃腸虛寒。則自利清穀。其人常靜臥畏光。其舌胎常淡白。其腹常輭而濡。此其大較也。本條以脈微細但欲寐為提綱。太簡略。不足包舉少陰之證候。故山田補惡寒二字。謂但惡寒不發熱。然少陰固多發熱者。但惡寒句。仍有語病。而其惡寒發熱。又當與太陽有分別爾。今案太陽之惡寒。常與頭痛俱。少陰則頭不痛。太陽有惡寒甚而戰慄者。少陰則不戰慄。蓋太陽惡寒。由於熱血不達肌表。少陰惡寒。由於體溫不足也。又案舊注多牽引經絡臟腑為說。而謂傷寒傳足不傳手。足少陰為腎經。乃謂少陰腎病。然仲景所謂少陰者。既非內生殖器內分泌之病。亦非泌尿器病。揆諸古書。徵諸西說。皆不得為腎病。太炎先生則謂少陰心疾。雖非完全心疾。其心臟無有不衰弱者。必欲牽引經絡臟腑。與其指為足經。無寧指為手經矣。

少陰病。欲吐不吐。心煩。但欲寐。五六日自利而渴者。屬少陰也。虛故引水自救。若小便色白者。少陰病形悉具。小便白者。以下焦虛有寒。不能制水。故令色白也。

此條辭氣不似仲景。自此已下十九條。山田氏皆以為叔和所攙也。欲吐。心煩。但欲寐。自利而渴。皆少陰之或然證。然欲吐心煩者。多苦不得寐。但欲寐者。其欲吐心煩必不劇。渴因陽亡而津不繼之故。雖渴。仍不能多飲。且喜熱飲者是也。小便色白最可疑。醫書論小便。皆以赤爲熱。淸爲寒。病之常例固爾。然徵之實驗。亦有少陰病小便短赤。服薑附而轉淸者。以臆測之。當是液少。不敷溶解尿素諸酸之故。與渴同理。若小便白如米泔者。多見於小兒之食積。成人除淋濁糖尿諸病外。不多見。且皆非少陰也。設執定小便色白爲少陰。則眞少陰病必致失機。淋濁糖尿小兒食積諸病。必致誤作少陰治。爲害多矣。下焦虛有寒不能制水。尤荒誕不合理。

病人脈陰陽俱緊。反汗出者。亡陽也。此屬少陰。法當咽痛而復吐利。

亡脈經作無。脈陰陽俱緊。爲傷寒。不當有汗。故以汗出爲反。然少陰之脈緊。當是動脈硬化。與傷寒之緊。其象同。其實異。脈緊汗出亡陽。固屬少陰。然不必吐利。尤不必咽痛。耳少陰咽痛。詳下文三百一十四至三百一十七條。

柯氏云。上焦從火化而咽痛嘔吐。下焦從陰虛而下利不止也。宜八味腎氣丸主之。丹波氏云。柯氏所論。於雜病往往有如此者。此條證。決非腎氣丸所主也。

少陰病。欬而下利讝語者。被火氣劫故也。小便必難。以強責少陰汗也。

方氏云。少陰病欬而下利。眞武中有此證。張氏直解引蔣賓侯云。少陰下利極多。何曾皆是被火。且被火未必下利。惟讝語乃是被火。經云。被火者必讝語。百一十九條故欬而下利。讝語者。當分看。爲是。方氏云。強責。謂過求也。

丹波氏云。汪引補亡論云。常器之用救逆湯猪苓湯五苓散以通小便。金鑑云。白虎猪苓二湯。擇而用之可耳。並誤也。蓋因喻氏熱邪挾火力之解。而襲其弊耳。當是茯苓四逆證矣。

少陰病。脈細沈數。病爲在裏。不可發汗。

病爲在裏。謂非正氣驅病向表之證。故不可發汗。程氏引薛愼庵云。人知數爲熱。不知沈細中見數爲寒甚。眞陰寒證。脈常有一息七八至者。盡概此一數字中。但按之無力而散耳。宜深察之。丹波氏云。此條方喻諸家以熱邪入裏爲解。乃與經旨乖矣。

少陰病脈微。不可發汗。亡陽故也。陽已虛。尺脈弱濇者。復不可下之。

亡脈經千金翼並作無。少陰本無汗下法。篇中麻黃附子微發汗二方。乃太陽少陰參半之證。急下三條。乃陽明證。皆非純乎少陰也。今云脈微不可發汗。脈弱濇不可下。乃似脈不微不弱濇者可汗下矣。當云。少陰病。不可發汗。脈微亡陽故也。復不可下之。尺脈弱濇故也。如此方無語病。蓋脈微爲陽虛。尺脈弱濇爲陰虛血少。陰陽俱虛。故汗下並禁也。

少陰病。脈緊。至七八日。自下利。脈暴微。手足反溫。脈緊反去者。爲欲解也。雖煩。下利必自愈。

舊注多以脈緊爲寒邪盛。緊去爲陽回寒解。而於下利不能自圓其說。今案急性傳染病之病毒。常直接作用於動脈管壁。使之硬化。腸窒扶斯卽其例。動脈硬化則脈緊七八日自下利。乃正氣驅除病毒消滅腸間病竈之機轉。與太陰篇暴煩下利同理。病毒去則動脈硬化之原因除脈管恢復其彈力性。斯時心臟尚弱。故緊去而脈微。少陰病脈暴微。疑於病進。故以手足反溫決其欲解。若病進之脈微。手足必厥逆矣。

少陰病下利。若利自止。惡寒而踡臥。手足溫者。可治。

活人書釋音云。踡巨員切。踡跼不伸也。錢氏云。大凡熱者。偃臥而手足四散。寒則踡臥而手足斂縮。下文惡寒踡臥而手足逆冷者。（二百九十九條）卽爲眞陽敗絕而成不治矣。若手足溫則知陽氣未敗。尚能溫煖四肢。故曰可治。淵雷案。活人書踡字之音義。本之玉篇。踡跼字見楚辭九思。下利惡寒踡臥。爲少陰本證。此條可治之機。乃在利自止而手足溫也。

少陰病惡寒而踡。時自煩。欲去衣被者。可治。

可治。千金翼作不可治。案此條不足據以決豫後。何則惡寒而踡。爲少陰本證。所以決豫後者。乃在自煩欲去衣被。欲去衣被。卽躁擾見於外者。下文屢言煩躁者死。決其不可治可也。少陰獲愈之機。在於陽回。謂自煩欲去衣被。爲陽勢尚肯力爭。程氏如此說決其可治亦可也。徵之實驗。則少陰病煩躁者。苟用藥中肯。看護得宜。十亦可救四五。故此條所云。不足以決豫後也。

少陰中風。脈陽微陰浮者。爲欲愈。

但云少陰中風。而無證候。將少陰直中之病。俱爲中風歟。抑別有少陰中風之病歟。不可知也。六經病皆有中風一條。皆與本論條例不合。說在厥陰篇中。錢氏以爲陰陽指尺中寸口。陽脈已微。則風邪欲解。陰脈反浮。則邪不入裏。故爲欲愈云。

少陰病欲解時。從子至寅上。

玉函作從子盡寅。

少陰病。吐利。手足不逆冷。反發熱者。不死。脈不至者。至一作足**灸少陰七壯。**

至。千金翼作足。與原注或本同。病至三陰。正氣衰弱。卽無外感之毒。亦虞虛脫。況有外感之毒。將何以抵抗而袪病乎。惟太陰爲腸胃局部虛寒。救治尙易。故不言死證。少陰厥陰。則死證綦多矣。此條云不死。正以見少陰多死證也。吐利。手足不逆冷。反發熱。蓋猶是太陰病。（舊說謂太陰不能發熱今驗殊不爾）特脈不至爲異耳。太陰吐利。固可不死。用相當湯方溫之可也。灸少陰七壯。蓋專治其脈不至。補亡論常器之云。是少陰太谿二穴。在內踝後。跟骨動脈陷中。龐安常云。經曰。腎之原出於太谿。藥力尙緩。惟急灸其原以溫其藏。猶可挽其危也。丹波氏云。活人書亦云太谿穴。

少陰病。八九日。一身手足盡熱者。以熱在膀胱。必便血也。

元堅云。熱在膀胱。卽熱結下焦之義。不是斥言淨府。桃核承氣抵當二條可徵也。然則便血亦大便血明矣。淵雷案。少陰病八九日後。一身手足盡熱者。陰證陽回。轉爲陽證也。此種轉歸。臨床上往往見之。惟不必熱在膀胱而便血耳。今云熱在膀胱必便血。似少陰病陽回之後必便血者。非也。便血屬桃核承氣證。卽所謂中陰溜府之類。若小腹不急結。下鮮血者。則宜黃連阿膠湯芍藥地黃湯。又案。喻氏倘論篇有傳經熱邪之說。夫果有熱邪。當屬陽證。倘得謂之少陰乎。揆其致誤之由。蓋有三端。內經有少陰君火之目。一也。少陰腎經。腎屬下焦。本條熱在膀胱。不啻熱在下焦。二也。少陰篇方證。時有寒藥熱證。三也。不知六氣本自渺茫。經絡施於刺灸。與仲景專論湯液者。門戶各異。至於本篇中寒藥熱證。或係陰證轉陽。或係他篇錯簡誤蒙少陰之名。少陰無所謂熱邪也。喻氏放言高論。最易聳人聽聞。傳經熱邪之說。錢氏丹波氏已辨其非。世仍多迷惑。故爲探本言之。

少陰病。但厥無汗。而强發之。必動其血。未知從何道出。或從口鼻。或從目出者。是名下厥上竭。爲難治。

成本無者字。少陰病汗出膚冷者。爲亡陽急證。但厥無汗者。陽亡而津不繼。血燥無以作汗也。其勢雖較緩。其病則尤重。少陰本無汗法。篇中麻附二湯。皆兼太陽者。非純少陰也。今於陰陽兩竭之證。强發其汗。必激動血行而出血。出血在內臟者。無由目驗。惟口鼻匡等粘膜脆薄之處出血。乃得見之。下厥上竭。謂陽厥於下。

陰竭於上。蓋以眞陽出於下焦腎中。故云下厥。此亦後人之論。非仲景意也。程氏云。難治者。下厥非溫不可。而上竭則不能用溫。故爲逆中之逆耳。丹波氏云。下厥上竭。唯景岳六味回陽飲。（人參附子乾薑甘草熟地當歸）滋陰回陽兩全。以爲合劑矣。

少陰病。惡寒身踡而利。手足逆冷者。不治。

錢氏云。前惡寒而踡。因有煩而欲去衣被之證。爲陽氣猶在。故爲可治。（二百九十三條）又下利自止。惡寒而踡。以手足溫者。亦爲陽氣未敗。而亦曰可治。（二百九十二條）此條惡寒身踡而利。且手足逆冷。則四肢之陽氣已敗。故不溫。又無煩與欲去衣被之陽氣尙存。況下利又不能止。是爲陽氣已竭。故爲不治。雖有附子湯及四逆白通等法。恐亦不能挽回既絕之陽矣。

舒氏云。案此證尙未至汗出息高。猶爲可治。急投四逆湯加人參。或者不死。

少陰病。吐利躁煩。四逆者死。

張氏纘論云。此條與吳茱萸湯一條（三百一十三條）不殊。何彼可治。而此不可治耶。必是已用溫中諸湯不愈。轉加躁煩。故主死耳。舒氏云。案此條。與後吳茱萸湯證無異。彼證未言死。此證胡爲乎不主吳茱萸湯而斷之曰死。是何理也。于中疑有闕文。

總病論云。與吳茱萸湯。宜細審其死生也。

淵雷案。吳茱萸湯主嘔吐煩躁。其證本非純乎少陰者。少陰之主證厥逆而利。乃四逆白通等湯所主。三百一十三條吳茱萸湯證。雖云吐利手足逆冷。從藥測證。知吐是主證。利與逆冷是副證。否則必須附子乾薑矣。本條則吐是副證。躁煩逆冷是主證。否則不至遽死也。古文簡略。當以意逆旨而得之。

少陰病。下利止而頭眩。時時自冒者死。

下利已止。不過頭眩。時時自昏冒。雖少陰證未已。亦何至遽死。此條可疑。

少陰病。四逆。惡寒而身踡。脈不至。不煩而躁者死。一作吐利而躁逆者死

錢氏云。惡寒身踡而利。手足逆冷者。固爲不治。此條但不利耳。上文吐利煩躁四逆者死。此雖不吐利。而已不見陽煩。但見陰躁。則有陰無陽矣。其爲死證無疑。況

又脈不至乎。前已有脈不至者。因反發熱。故云不死。（二百九十六條）又有脈不出者。雖裏寒而猶有外熱。身反不惡寒而面赤。其陽氣未絕。故有通脈四逆湯之治。（三百二十一條）此則皆現陰極無陽之證。且不煩而躁。并虛陽上逆之煩。亦不可得矣。寧有不死者乎。

淵雷案。煩是自覺證。躁則擾動見於外者也。病人呻吟者。多是煩。（亦與其人素性有關不可一概）靜臥中時時轉側。手足擗床有聲者。多是躁。舊說煩屬陽躁屬陰。故不煩而躁者。其病尤危。經驗所及。幼小脈細肢冷。兩目無神。持脈時挺身咬牙而嗷呼者。躁也。其病死者多。亦間有得救者。若成年病人則診察時自能安忍。醫者不易見其躁狀矣。

少陰病六七日。息高者死。

息高。謂呼吸之動作。但見於胸咽部。而脇下及腹部皆不動。西醫所謂呼吸淺表也。爲虛脫之徵。少陰病息高或喘者。皆極危。

少陰病。脈微細沈。但欲臥。汗出不煩。自欲吐。至五六日。自利。復煩躁不得臥寐者死。

金鑑引程氏（原文煩冗，金鑑刪其要）云。今時論治者。不至於惡寒踡臥。四肢逆冷等證疊見。則不敢溫。不知證已到此。溫之何及。況諸證有至死不一見者。則盡於本論中之要旨。一一申詳之。少陰病脈必沈而微細。論中首揭此。蓋已示人可以溫之脈矣。少陰病。但欲臥。論中又已示人以可溫之證矣。汗出在陽經不可溫。在少陰宜急溫。論中又切示人以亡陽之故矣。況復有不煩自欲吐。陰邪上逆之證乎。則真武四逆。誠不啻三年之艾矣。乃不知預綢繆。延緩至五六日。前欲吐。今且利矣。前不煩。今煩且躁矣。前欲臥。今不得臥矣。陽虛擾亂。陰盛轉加。焉有不死者乎。

山田氏云。右十九條。王叔和所攙。當刪之。

淵雷案。十九條中。惟二百八十六條。二百八十七條。二百九十四條。二百九十五條。二百九十七條。無理致。不可從。其餘諸條。要有參攷之價值。山田一概刪之。過矣。又案國醫之治療。無非憑藉正氣。少陰正氣虛衰。故死證特多。然篇中所舉諸條。儘有可救者。但不敢決其必愈耳。醫者遇此等病。當悉屏死生之念毀譽之慮。潛心察證。以求處方之至當。處方至當而不獲治。然後死者無憾。吾心無愧也。東洞有言。方證相對。其毒盛死者。是其命也。豈拘毀譽而變吾操乎。今之市醫。一遇危證。則掉首逕去。不肯處方。獨喜治尋常小病。猶必於方案中危詞恫喝。豫爲諉過地步。吾黨之學者。其勉爲東洞。弗爲市醫。不如是者。非吾徒也。

少陰病。始得之。反發熱。脈沈者。麻黃附子細辛湯主之。

趙刻本作麻黃細辛附子湯。今據玉函成本全書改。

此正氣虛弱之人。因抵抗外感而見少陰證也。抵抗外感而發熱。與太陽傷寒同理。但以正氣虛弱。故脈不能浮而沈。不言惡寒者。省文也。太陽上篇云。無熱惡寒者發於陰。是純少陰證不發熱。今兼太陽而發熱。故曰反。太陽發熱。當汗。麻黃主之。少陰惡寒脈沈。當溫。附子主之。細辛則兼溫散之效。麻黃細辛又治喘欬痰飲。

故本方又治寒欬頭項痛。

麻黃附子細辛湯方

麻黃二兩去節　細辛二兩　附子一枚炮去皮破八片

右三味。以水一斗。先煑麻黃。減二升。去上沫。內諸藥。煑取三升。去滓。溫服一升。日三服。

醫貫云。有頭痛連腦者。此係少陰傷寒。宜本方。不可不知。

醫經會解云。若少陰證脈沈欲寐。始得之。發熱肢厥。無汗。爲表病裏和。當用正方。緩以汗之。若見二便閉澀。或瀉赤水。謂之有表復有裏。宜去麻黃。名附子細辛湯。仍隨各臟見證加藥。房慾後傷寒者。多患前證。

張氏醫通云。暴啞聲不出。咽痛異常。卒然而起。或欲欬而不能欬。或無痰。或清痰上溢。脈多弦緊。或數疾無倫。此大寒犯腎也。麻黃附子細辛湯溫之。幷以蜜製附子噙之。愼不可輕用寒涼之劑。又云。脚氣冷痺惡風者。非尤附麻黃並用。必不能開。麻黃附子細辛湯加桂枝白朮。

十便良方云。指迷方附子細辛湯。於本方加川芎生薑頭痛者。謂痛連腦戶。或但額閣與眉相引。如風所吹。如水所濕。遇風寒則極。常欲得熱物熨。此由風寒客於足太陽之經。隨經入腦。搏於正氣。其脈微弦而緊。謂之風冷頭痛。

方極云。麻黃附子細辛湯。治麻黃附子甘草湯證。而不急迫。有痰飲之變者。方機云。手足冷。發熱脈沈者。或脈微細而惡寒甚者。

方輿輗云。余壯年時。四條街越後屋利兵衛男年甫五歲。病痘初發。與葛根加大黃湯。自第三日放點。至第四日。痘皆沒。但欲寢。絕飲食。脈沈。熱如除。宛然有少陰病狀。因勸轉他醫。病家不聽。强請治。於是潛心細診。覺沈脈中神氣猶存。迺作麻黃附子細辛湯服之。翌日。痘再透發。脈復氣力稍振。起脹貫膿。皆順利。結痂而愈。因思此兒本無熱毒。不過尋常之痘。以多用葛根加大黃湯。發汗過多。大便微溏。致有此變。此皆余初年未熟之咎也。

方函口訣云。此方解少陰表熱。一老人欬嗽吐痰。午後背洒淅惡寒。後發微似汗不止。一醫以爲陽虛惡寒。（案陽虛不誤特方不中耳）與醫王湯。（即補中益氣湯耆草參升柴橘歸朮）不效。服此方五貼而愈。

少陰病。得之二三日。麻黃附子甘草湯微發汗。以二三日無裏證。故微發汗也。

趙刻本奪裏字。今據玉函成本全書補。

周氏云。案此條當與前條合看。補出無裏證三字。知前條原無吐利躁渴裏證也。前條已有反發熱三字。而此條專言無裏證。知此條亦有發熱表證也。柯氏云。要知此條是微惡寒微發熱。故微發汗也。

山田氏云。無裏證者。以其未見自利嘔吐等證言之。少陰病得之二三日。寒邪在肌表。而未入于裏。故微發汗。若其二三日與此湯不愈。延至四五日。則必帶裏證。眞武湯條曰。少陰病二三日不已。至四五日。腹痛。小便不利。四肢沈重疼痛。自下利者。此爲有水氣。其人或欬。或小便利。或下利。或嘔者。眞武湯主之。是也。淵雷案。日人喜多村直寬論六經病。以三陰三陽各自相對爲言。虛則少陰。實則太陽。鐵樵先生亟稱之。然太陽但有表證。少陰則多有裏證。其說實未當也。少陰裏證。謂腹痛吐利清穀之等。蓋少陰證本謂全身虛寒。其見於表者。爲厥冷惡寒自汗。見於裏者。爲腹痛吐利清穀。有表證無裏證者。仍爲少陰。有裏證無表證者。則爲太陰。如此而已。又案少陰證雖多由抵抗外感而起。其惡寒由於體溫不足。非寒邪在表。其吐利由於腸胃自寒。亦非寒邪入裏。山田說未覈。又引眞武湯條。謂四五日必見裏證。不免附會文字。驗之病者。殊不爾矣。

趙嗣眞云。（仲景全書引）少陰發汗二湯。其第一證。以附子溫經。麻黃散寒。而熱須汗解。故加細辛。是汗劑之重者。第二證得之二三日。病尚淺。比之前證亦稍輕。所以去細辛。加甘草。是汗劑之輕者。徐氏云。此較加細辛者。易甘草爲調停其藥勢之緩多矣。因細詳立方之意。言少陰病二三日。比初得之略多一二日矣。日數多而無裏證。寒邪所入尚淺。是以陰象不能驟發。故將此湯微發汗。微云者。因病情不即內入。而輕爲外引也。淵雷案。細辛湯有頭痛（山田云用細辛代桂枝亦謂有頭痛也）或欬痰之證。爲甘草湯所無。不得但以輕重緩急爲說。

麻黃附子甘草湯方

麻黃（二兩去節）　甘草（二兩炙）　附子（一枚炮去皮破八片）

右三味。以水七升。先煑麻黃一兩沸。去上沫。內諸藥。煑取三升。去滓。溫服一升。日三服。

方極云。麻黃附子甘草湯。治麻黃甘草湯證而惡寒。或身微痛者。

方機云。脈微細。但欲寐。惡寒者。兼用黃連解毒散。水腫脈沈微。鬱滯者。（參看金匱水氣病篇）兼用桃花散或蕤賓。時時以紫圓攻之而可也。

少陰病。得之二三日以上。心中煩。不得臥。黃連阿膠湯主之。

山田氏云。少陰病得之二三日以上十字。宜從肘後方改作大病差後四字。臥字下當補者字。案千金翼外臺並有者字蓋梔子豉湯證之輕者。大病差後。胸中有餘熱而煩也。惟病後血液未充。不可徒解其熱。故以芍藥雞子黃阿膠三物。復其血液。芩連以治胸中熱煩也。

元堅云。少陰之極。有下利亡陰。而孤陽上燔者。如心中煩不得臥。　咽痛咽瘡。三百一十四至一十七條並係上焦燥熱。故黃連阿膠猪膚苦酒諸湯。皆爲潤法。蓋病既涉厥陰者也。此實懸料之言。然此諸方證。皆以潤爲主。不似變陽諸證之必要清涼者。知是亡陰虛燥。稍近厥陰矣。醫學讀書記曰。少陰陽虛。汗出而厥者。不足慮也。若并傷其陰。則危矣。是以少陰厥逆。舌不乾者生。乾者死。以上引尤斯言稍是。然似不知少陰之變爲厥陰者矣。黃連阿膠湯與梔豉一類。然此以潤爲主。蓋以非邪熱壅鬱故耳。

淵雷案。黃連阿膠湯證。非少陰病也。少陰爲陽虛。本方證爲陰虛。陽虛有急性。有慢性。急性者。死亡最速。用藥得當。則病愈亦速。傷寒少陰證是也。陰虛則但有慢性。無急性者。服藥亦不能速效。要須美食將養者也。本論以傷寒名書。傷寒以六經分類。本方證無所附麗。姑附於少陰篇。姑謂之少陰病耳。然得病一二日。不當便見陰虛。故山田據肘後改之。又本方證雖屬陰虛。其胸膈則煩熱。此非陰虛而熱之熱小丹波以爲病涉厥陰。猶爲近似。中土注家。多以爲少陰熱邪。則非是。

黃連阿膠湯方

黃連四兩　黃芩二兩　芍藥二兩　雞子黃二枚　阿膠三兩一云三挺

右五味。以水六升。先煑三物。取二升。去滓。內膠烊盡。小冷。內雞子黃。攪令相得。溫服七合。日三服。

黃芩二兩。玉函成本千金翼外臺並作一兩。當是。阿膠三兩。千金翼作三挺。外臺作三片。水六升。玉函成本並作五升。

肘後方云。時氣差後。虛煩不得眠。眼中痟疼。懊憹。黃連四兩。芍藥二兩。黃芩一兩。阿膠三小挺。水六升。煑取三升。分三服。亦可納雞子黃二枚。

醫宗必讀云。黃連阿膠湯。一名黃連鷄子湯。治溫毒下利膿血。少陰煩躁不得臥。」
方極云。黃連阿膠湯。治心中悸而煩。不得眠者。方機云。心中煩而不能臥者。胸中有熱。心下痞。煩而不能眠者。
類聚方廣義云。黃連阿膠湯。治久痢。腹中熱痛。心中煩而不得眠。或便膿血者。淵雷案。久痢之久字。當著眼。否則不致陰虛。卽不宜本方。便血爲阿膠所主。
又云。治痘瘡內陷。熱氣熾盛。咽燥口渴。心悸煩躁。淸血者。
又云。治諸失血證。胸悸身熱。腹痛微利。舌乾脣燥。煩悸不能寐。身體困憊。面無血色。或面熱潮紅者。
榕堂療指示錄云。淋瀝證。小便如熱湯。莖中焮痛而血多者。黃連阿膠湯奇效。
方函口訣云。此方。柯韵伯所謂少陰之瀉心湯。治病陷陰分。上熱猶不去。心煩或虛躁者。故治吐血欬血。心煩不眠。五心熱。漸漸肉脫者。凡諸病人。熱氣浸淫於血分。爲諸症者。毒利腹痛。膿血不止。口舌乾者。皆有驗。又用於少陰下利膿血。而與桃花湯有上下之辨。（案本方心煩爲上桃花湯腸出血爲下也）又活用於痔瀉不止者。痘瘡煩渴不寐者。有特效。

淵雷案。芩連合用。與諸瀉心湯同意。故治心煩心下痞。芩芍合用。又與黃芩湯同意。且鷄子黃治利。見日華本草本草綱目。故又治腹痛下利。阿膠止血。故又治血痢血淋。方意明白。非所以治陽虛之少陰也。

少陰病。得之一二日。口中和。其背惡寒者。當灸之。附子湯主之。

成氏云。口中和者。不苦不燥。是無熱也。背爲陽。背惡寒者。陽氣弱。陰氣勝也。經曰。無熱惡寒者。發於陰也。金鑑云。背惡寒。爲陰陽俱有之證。如陽明病。無大熱。口燥渴。心煩。背微惡寒者。乃白虎加人參證也。（百七十七條）今少陰病。但欲寐。得之二三日。口中不燥而和。其背惡寒者。乃少陰陽虛之背惡寒。非陽明熱蒸之背惡寒也。故當灸之。更主以附子湯。

丹波氏云。補亡論常器之云。當灸鬲俞關元穴。背俞第三行。案第三行者。當是鬲關。非鬲俞也。圖經云。鬲關二穴。在第七椎下兩旁相去各三寸陷中正坐取之。足太陽氣脈所發。專治背惡寒。脊強俛仰難。可灸五壯。蓋少陰中寒。必由太陽而入。故宜灸其穴也。又關元一穴在腹部中行臍下三寸。足三陰任脈之會。灸之者。是溫其裏以助其元氣也。

山田氏云。脈經無附子湯主之五字。此蓋前條麻黃附子甘艸湯證所謂無裏證者也。故以艾火扶其陽氣。而逐外寒耳。口中和三字。承無裏證文發之。附子湯主之五字。宜從脈經刪去。

淵雷案。少陰病。口中和。背惡寒者。未必卽宜附子湯。且據銅人圖經。鬲關穴專治背惡寒。是背惡寒之證。灸之已足。故山田氏刪附子湯主之五字。而移其方於次條下。然謂此證竟不宜附子湯。則又不然。附子湯證之口和背惡寒。自是意中事。要之。文略證不具耳。吉益氏云。附子湯證不具也。此方之於眞武湯。倍加朮附。以葠代薑者也。而眞武湯證有小便不利。或疼痛。或下利。此方倍加朮附。則豈可無若證乎。參看方後元堅之說 其證闕也明矣。

附子湯方

附子二枚炮去皮破八片 茯苓三兩 人參二兩 白朮四兩 芍藥三兩

右五味。以水八升。煑取三升。去滓。溫服一升。日三服。

千金方云。附子湯。於本方加桂心甘草 治濕痺緩風。身體疼痛。如欲折肉。如錐刺刀割。丹波氏云。此據下條證轉用者。

方極云。附子湯治身體攣痛。小便不利。心下痞鞕。若腹痛者。

方機云。脈微細。其背惡寒者。身體痛。手足冷。骨節痛。脈沈者。兼用應鐘。身體痛。小便不利。心下悸。或痞鞕者。兼用仲呂。即如神丸也大黃甘遂牽牛子

類聚方廣義云。附子湯。治水病遍身腫滿。小便不利。心下痞鞕。下利腹痛。身體痛。或麻痺。或惡風寒者。

元堅云。附子湯二條。傳變亦有如此證。案本條云得之一二日似專指始發故云爾 其方亦在傳變所必須。

故注家未敢謂爲直中。但成氏引無熱惡寒以解之。似有所見。今詳其文。曰背惡寒。曰身體痛。手足寒。骨節痛。倶爲表寒之候。蓋陽氣素虧。筋骨乏液。寒邪因以浸漬所致。故不似麻附證之有發熱。設自非裏虛。何以至此寒盛乎。然則其兼見裏寒證者。（案謂腹痛下利之等）亦可推知也。其方與眞武相近。而彼主在內溼。此主在外寒。何則。此附子倍用。所以走外。朮亦倍用。所以散表。蓋仲景用朮。多取治表。用人參者。固以救素弱之陽。併制朮附之燥也。千金用此方治溼痺緩風。及指迷方於本方加甘草用蒼朮。名朮附湯。以治寒溼。倶足互徵此證之爲表寒矣。先兄曰。附子之性。雄悍燥熱。散沈寒。壯元陽。生則其力特猛。救裏陽乎垂脫之際。炮則其性稍緩。走表分以溫經逐寒。前輩所辨。殊屬踳駮。此言能發未逮之祕。但牽意論之。似治表宜力猛。治裏宜性緩。此殊不然。蓋裏虛驟脫。非急救則不可。所以用生附。寒溼纏綿。過發則無功。所以用炮附也。

山田氏云。仲景氏之用附子。其與乾薑配者。皆生。四逆。通脈四逆。白通加猪膽汁。

茯苓四逆。乾薑附子諸劑是也。其與他藥配者。皆炮。附子湯。眞武湯。麻黃附子細辛湯。麻黃附子甘艸湯。甘草附子湯。桂枝附子湯。桂枝加附子湯。桂枝去芍藥加附子湯。芍藥甘草附子湯。附子瀉心湯是也。生用者。其證皆急。炮用者。其證皆緩。可見生則峻烈。炮則和緩。療體本自有別矣。

成蹟錄云。一男子。兩脚疼痛。不得屈伸。手足寒。腹拘攣。食頗減。羸瘦尤甚。時時痔血二三升。他無所苦。先生令服附子湯。疼痛退。拘攣緩。食亦進。能行步。唯餘痔血。乃投黃連解毒散而止。

古方便覽云。一僧年三十六。請余診治。曰。貧道二十前後。嘗患淋濁二三年。愈後諸證雜出。既而腰已下冷。如在冰雪中。雖盛夏必重絮衣覆其上。每發時。心腹疞痛。不可近手。腰脊痙痛。不得反側。甚則不能息。又忽忽少氣。終夜臥不安席。大抵每夜必發。且自幼齡有痔漏。每遇寒暄乃發。自初患至今。經十四年。余診之。心下悸而痞鞕。腹皮拘攣。乃飲以附子湯及平水丸。時時以紫圓攻之。服之半歲許。諸證全瘳。

又云。一婦人年五十有餘。患胸痺。飲食無味。身體尫羸。半歲許不愈。余診之。心下痞鞕。心悸。小便少。即作人參湯及三黃丸飲之。服之二十餘日。未見其效。病者欲其速愈也。乃召他醫。醫視之。率爾灸臍傍。忽心腹切痛。下利數十行。臭穢不可近。殆至于死。於是復召余。乃以大承氣湯下之。五六日。諸證頓退。飲食倍于前日。居七八日。小便不利。遍身洪腫。心下痞鞕。腹皮拘攣。余又用附子湯及平水丸。服之三十日。諸證全愈。

又云。一男兒十歲。脊梁曲而傴僂。兩脚攣急。不能起。已二年。余作此方及紫圓飲之。兩月而全愈。

少陰病。身體痛。手足寒。骨節痛。脈沈者。附子湯主之。

玉函注云。沈一作微。

金鑑云。身體痛。表裏俱有之證也。如太陽病脈浮發熱惡寒。身痛。手足熱。骨節痛。

是爲表寒。當主麻黃湯發表以散其寒。今少陰病。脈沈無熱惡寒。身痛。手足寒。骨節痛。乃是裏寒。故主附子湯溫裏以散寒。淵雷案。表寒裏寒。未析。當云外感之寒。陽虛之寒。蓋太陰乃爲裏寒。少陰則表裏俱寒。且爲正氣自寒。非若太陽之外寒刺激也。

少陰病。下利便膿血者。桃花湯主之。

汪氏云。下利便膿血。協熱者多。今言少陰病下利。必脈微細。但欲寐。而復下利也。下利日久。至便膿血。乃裏寒而滑脫也。

錢氏云。見少陰證而下利。爲陰寒之邪在裏。濕滯下焦。大腸受傷。故皮拆（案當是坼字）血滯。變爲膿血。滑利下脫。故以溫中固脫之桃花湯主之。

元堅云。便膿血。非眞有如腸癰之膿血雜下。蓋腸垢與血同出者。巢源痢候。有膿涕及白膿如涕語。可徵。

淵雷案。此條似痢疾。又似傷寒。注家不敢質言。惟山田謂便膿血三條。並係今之痢病。決非傷寒。愚謂桃花湯既治痢病。亦治傷寒。山田說非是。其證候爲虛寒而帶血。多滑脫失禁。少裏急後重。蓋傳染性赤痢。亦是急性熱性病。亦屬傷寒範圍。故其虛寒者。亦得稱少陰。而傷寒之寒利。滑脫帶血者。亦得稱膿血也。利至滑脫。則所下者非復稀糞。多膠粘之物。故謂之膿。此卽後人所謂腸垢。乃粘液及腸粘膜之上皮細胞等混合而成。亦有下眞膿者。作穢褐色。其臭如魚腥刺鼻。所謂壞疽性糞便是也。桃花湯治腸窒扶斯之腸出血。愚早有此理想。庚午之秋。得實驗而效。蓋腸窒扶斯病人。患腸出血者。以西醫所統計。不過百之四。乃至百之七。本不多見。故自來治傷寒者。皆不論列。而桃花湯之一部分效用。爲之湮沒不彰。可慨也。腸出血多見於腸窒扶斯之第二第三星期。正値陽明時期。腸將出血。則突變爲少陰證。顏面失色。四肢厥冷。脈數疾而弱。罹此者多不救。甚則血未及排出而死。亦有絕無外證。猝然而死。死後解剖。始知其死於腸出血者。愚所治。係三十餘歲婦人。先服單方籤方等不愈。往診時。腹微痛。下溏糞及粘液。雜以鮮紅血星。

舌胎非常垢膩。脈非常沈數。手足微冷。胸腹有白色小水泡。細視始見。殆俗所謂白㾦瘔。與桃花湯加附子阿膠。增乾薑至三錢。兩服血止。調治十日。杖而後起。此病雖無細菌診斷。以證明其爲腸窒扶斯。然詢其經過證候。全是市醫所謂濕溫證。知是腸窒扶斯無疑。腸出血少見。故附記於此。又案鐵樵先生謂錢注大腸受傷。皮拆血滯。與腸穿孔無別。足以誤人。又謂黑糞中有星星血點者。卽是腸穿孔。其有非膠粘之鮮血並下者。尤其是腸穿孔確證。今案腸穿孔與腸出血。是兩事。不過穿孔者無有不出血。出血者不必皆穿孔耳。其所說腸穿孔之徵候。亦與西醫書不同。出血閒或可救。穿孔無有不死。據統計。出血者甚少。愚所見亦僅一人。穿孔則尤少。不過百之三。愚所未見。不知鐵樵先生果嘗見耶。

桃花湯方

赤石脂一斤一半全用一半篩末　乾薑一兩　粳米一升

右三味。以水七升。煮米令熟。去滓。溫服七合。內赤石脂末方寸匕。日三服若一服愈。餘勿服。

尾臺氏云。按乾薑分量甚少可疑。外臺載阮氏桃花湯作赤石脂八兩。粇米一升。乾薑四兩。余多用此方。

肘後方云。療傷寒若下膿血者。赤石脂湯方。赤石脂二兩。碎。乾薑二兩。切。附子一兩。炮破。右三味。以水五升。煑取三升。去滓。溫分三服。臍下痛者。加當歸一兩。芍藥二兩。用水六升。淵雷案。此明言傷寒。當卽腸窒扶斯之腸出血矣。腸出血之證候。必亡陽虛脫。故必用附子。

外臺祕要云。崔氏療傷寒後赤白滯下無數。阮氏桃華湯方。赤石脂八兩。冷多白滯者。加四兩。粳米一升。乾薑四兩。冷多白滯者。加四兩。切。右三味。以水一斗。煑米熟。湯成去滓。服一升。不差復作。熱多則帶赤。冷多則帶白。

方極云。桃花湯。治腹痛下利。（四字據類聚方集覽補。全集無）便膿血者。方機云。下利便膿血者。腹痛。小便不利。下利不止者。

方輿輗云。膿血痢久不止者。便膿血。痛在小腹者。用此方良。蓋膿血痢。有陰證陽證之別。陽則檗皮湯。白頭翁加甘草阿膠湯。陰則桃花湯。凡痢疾痛在小腹者。縱裏有熱。亦宜赤石脂阿片之類止之爲良。湯本氏云誠有裏熱雖痛在小腹亦不宜石脂阿片若熱勢大減。不渴。只膿血甚者。用桃花湯。其膿血不甚。而下利尚不止者。宜赤石脂禹餘糧湯。案辨桃花赤禹二湯之異極是若檗皮湯證誤用桃花赤禹。則更增腹滿。而或爲腫氣。或爲塊。或爲痿躄鶴膝。宜細審無錯。是余所經驗也。後閱本事方。亦載此事。宜參看之。本事方用丸。余試之。其效鈍。當從大論用湯。

又云。痢疾經久入陰證者。若痛在大腹。是理中四逆白通等湯所主。不可用赤禹之類。又經久而腸不滑。只下眞膿血者。桃花湯之正證也。平常下血。無膿無痛。以此爲辨。下重一證。亦有裏寒者。不可概以爲熱證。案此說極是俗醫見後重必與通利藥誤人多矣蓋痢有始終無痛者。此當決其宜驅毒抑宜止利。其宜止者。後重而遺尿者也。大概陽證。赤物多。白物少。裏寒之赤石脂證。則多帶白物。是所謂腸滑而不後重者也。

類聚方廣義云。痢疾累日之後熱氣已退。脈遲弱或微細。腹痛下利不止便膿血者。宜此方。若身熱脈實。嘔渴裏急後重等證猶存者。當先隨其證以疏利之劑。驅逐熱毒。蕩滌腸胃。若執腹痛下利便膿血之證。以用此方及禹餘糧湯等。譬猶扃門養盜。其變甯可測乎。學者思之。

方函口訣云。此方千金爲丸用之。（案千金治下冷臍下攪痛以其不用粳米不錄）極便利。膿血下利。非此方不治。若有後重者。非此方所主。宜用白頭翁湯。（案此言其大概耳）後重而痛在大腹者。用之爲害更甚。

張志聰傷寒宗印云。石脂色如桃花。故名桃花湯。或曰即桃花石。成氏云。澀可去脫。赤石脂之澀。以固腸胃。辛以散之。乾薑之辛。以散裏寒。粳米之甘以補正氣。吳儀洛傷寒分經云。服時又必加末方寸匕。留滯以固腸胃也。

淵雷案。觀諸家用法。皆不過曰下利膿血。似不知有傷寒腸出血者。惟肘後揭出傷寒。葛仙翁自是不凡。蓋腸出血本屬罕見之證。華夏人病傷寒者。多便難。不若歐西人之多下利。國醫之治法。又兢兢戒下早。不若西醫之動輒通便。故華夏人患腸出血者尤少。遂致腸出血之治方。無人討索。近人業西醫者。以腸出血必在傷寒之第二第三星期。適當陽明之候。因疑大論下法。不適於腸窒扶斯。不知大論汗下諸法。視證候。不視日期。陽明下證。與腸出血之少陰證。陰陽迥別。無庸葸葸過慮也。西醫治腸出血。藥物則阿片以制止腸蠕動。副腎精以止血。看護則絕對靜臥。且令絕食。其法雖拙。然欲令腸部安靜。意固不誤也。愚之臆測。腸得寒藥則蠕動盛。得溫藥則蠕動減。乾薑之溫。所以制止腸蠕動。石脂不但止血。本草亦言氣味大溫。則亦有制止腸蠕動之效。以此二味治腸出血。誰曰不宜。雖實驗僅一次。自謂非倖中。更非貪天之功。

少陰病。二三日至四五日。腹痛。小便不利。下利不止。便膿血者。桃花湯主之。

腹痛。小便不利。下利不止。便膿血。爲痢疾通常證候。故注家多以爲痢疾。冠以少陰病者。明其病屬虛寒也。腹痛。因腸管內壁糜爛。又受利毒刺激之故。其痛不劇。且不拒按。與實痛異。小便不利。因下利頻數之故。未必是傷津矣。二三日至四五日。似無深意。二三日以下二十字。與下文眞武湯證同。然眞武不治膿血。本方不治欬。易知其辨。山由氏以爲叔和剽竊眞武湯條。加以便膿血三字。殆非篤論矣。

少陰病。下利便膿血者可刺。

錢氏云。不曰刺何經穴者。蓋刺少陰之井滎俞經合也。汪氏云。補亡論常器之云。可刺幽門交信。淵雷案。刺灸之法。通治諸病。病必有可刺之穴。猶之病必有可服之方也。今云下利便膿血者可刺。似他證不可刺者。且大論專用方藥之書。而特出一條云可刺。又不言刺某穴。疑是後人所攙。非仲景語也。

少陰病。吐利。手足逆冷。煩躁欲死者。吳茱萸湯主之。

逆冷。成本作厥冷。

山田氏云。少陰病。以無熱惡寒脈微細言之。（案此說太拘少陰蓋謂手足逆冷耳）吐利逆冷。煩躁欲死。

已見裏證也。蓋少陰兼厥陰者。如不合病。則是併病。已陽明篇云。食穀欲嘔者。吳茱萸湯主之。厥陰篇云。乾嘔吐涎沫頭痛者。吳茱萸湯主之。此條以嘔爲主者。諦矣。若原其因。則胃中虛寒。而飲水淤蓄。陽氣爲是被閉。因乃厥逆者也。

尾臺氏云。吐利。手足厥冷。煩躁欲死者。與四逆湯證相似而不同。四逆湯主下利厥冷。此方主嘔吐煩躁。是其別也。又治脚氣衝心。煩憒嘔逆悶亂者。

餐英館治療雜話云。吐利。手足厥冷。煩躁欲死者。吳茱萸湯主之。其證似與四逆湯證無異。然四逆湯證。元氣飛騰。元陽欲絕。故內外徹冷。腹耎而心下不痞塞。吳茱萸湯證。雖手足厥冷。而不甚惡寒。心下必有痞塞之物。二證固不同也。夏月霍亂吐瀉之症。有吐利後手足厥冷煩躁者。世醫輒以爲虛寒。連進四逆附子理中等藥。煩躁益甚。不知心下膨滿痞塞者。非虛寒證。宜用吳茱萸湯。蓋吳茱萸之苦味。壓心下之痞塞。則陰陽通泰。煩躁已。厥冷回。此余新得之法。但以心下痞塞。手足指表寒冷爲標準可也。此證粘汗出者。爲脫陽。非附子不治。若夏月通常之薄汗。仍是吳茱萸證。服湯後。煩躁除。厥囘。心下之痞亦十開七八。而痞未盡除者。宜活人書枳實理中湯。凡吐瀉後心下痞者。枳實理中湯爲妙。卽理中湯加枳實也。

續建殊錄云。浪華大賈岩城氏之僕。初患頭痛。次日。腹痛而嘔。手足厥冷。大汗如流。正氣昏冒。時或上攻。氣急息迫。不能言語。先生與吳茱萸湯。諸證頓除。既而困倦甚。四肢擲席。乃更與當歸四逆加吳茱萸生薑湯。經數日而瘳。

成蹟錄云。一男子。卒然如狂。捧頭踊躍。如頭痛狀。不能言語。乾嘔。手足微冷。目閉。面無血色。旋轉室中。不得少安。先生與吳茱萸湯。五六帖而全愈。

少陰病下利咽痛。胸滿心煩。猪膚湯主之。

心煩下。成本有者字。山田氏云。滿。懣也。胸滿心煩。謂胸中懮懮而困。心中鬱鬱而熱也。皆上焦有熱之候。權與猪膚湯。以治其標也。此是少陰異證。而胸中有假熱者。非芩連苦寒所宜。是以用猪膚白蜜白粉等。其性平而能解熱者。以調中解熱也。下利咽痛。通脈四逆湯亦有之證。宜參考。

猪膚湯方

猪膚一斤

右一味。以水一斗。煮取五升。去滓。加白蜜一升。白粉五合。熬香。和令相得。溫分六服。

元堅云。猪膚。諸說不一。按儀禮聘禮。膚鮮魚鮮。腊設扃鼎。注曰。膚。豕肉也。唯燖者有膚。疏曰。豕則有膚。豚則無膚。故士喪禮豚皆無膚。以其皮薄故也。又禮記內則疏曰。麋膚魚醢者。麋膚謂麋肉外膚。食之以魚醢配之。今合攷之。則膚是爲肉之近外多脂者。古義了然。無庸別解矣。山田氏云。猪膚卽猪肉。本艸明稱性平解熱毒。白粉卽米粉。熬香二字。特於白粉言之。淵雷案。猪膚湯。卽是猪肉湯拌炒米粉。和以白蜜者。滑潤而甘。以治陰虛咽痛。其咽當不腫。其病雖虛而不甚寒。非亡陽之少陰也。

張氏醫通云。徐君育素稟陰虛多火。且有脾約便血證。十月間患冬溫。發熱咽痛。

里醫用厤仁杏仁半夏枳橘之屬。遂喘逆倚息不得臥。聲颯如啞。頭面赤熱。手足逆冷。右手寸關虛大微數。此熱傷手太陰氣分也。（案此等案斷有如夢囈而俗醫最喜套用觀其用藥不應便知無謂）與萎蕤甘草等藥。不應。爲製猪膚湯一甌。令隔湯頓熱。不時挑服。三日聲清。終劑而痛如失。

少陰病。二三日。咽痛者。可與甘草湯。不差者。與桔梗湯。

趙刻本不差下脫者字。今據玉函成本補。二湯所治。蓋急性喉黏膜炎。其主證爲聲音之變化。語音鈍濁粗糙。甚則嘶嗄。喉頭自覺灼熱乾燥而痒痛。初時乾欬。繼乃生白色溷濁痰。終則黃厚若膿。在小兒則夜間突發重劇現象。喘鳴息迫。欬聲如犬吠。極似白喉風。然飲以溫湯熱乳。少頃卽輕快。次夜復發。此病以喉鏡檢視。喉頭黏膜紅腫特甚。常有黏液膿汁附著其上。或凝固而成所謂義膜。則外表頗似白喉。（實扶的里）其異於白喉者。爲不發熱。（發熱者甚少）爲聲瘖欬劇。爲小兒危險證候之易消散。及復發。用甘草者。緩其急迫痒痛。用桔梗者。排其黏液膿汁也。此非眞少陰病。故不用少陰藥。又案俗傳白喉忌表。卽指此種喉炎。非指實扶的里。鐵樵先生等力持白喉當表。則指實扶的里。非指少陰咽痛。國醫以病名不統一之故。腐鼠爲璞。常令聞者眩惑。愚謂整理國醫學。當從事於古方主療之證候。而棄置其病名理論。誠不得已也。又實際上實扶的里多。喉黏膜炎少。故白喉忌表之書。誤斃實扶的里甚多。不可不察。由病理以論治法。實扶的里之菌毒漫衍全身。故宜麻杏甘石取汗。喉黏膜炎不過局部病變。故但取甘桔之緩急排膿。心知其故。自然不惑羣言。

甘草湯方

甘草二兩

右一味。以水三升。煑取一升半。去滓。溫服七合。日二服。

丹波氏云。單味甘草湯。功用頗多。玉函經治小兒撮口發噤。用生甘草二錢半。水一盞。煎六分。溫服。令吐痰涎。後以乳汁點兒口中。案此治小兒急性喉炎與西法正合千金方。甘草湯。

治肺痿涎唾多。心中溫溫液液者。參看金匱今釋肺痿篇又凡服湯嘔逆不入腹者。先以甘草三兩。水三升。煮取二升。服之得吐。但服之不吐。益佳。消息定。然後服餘湯。即流利。更不吐也。此類不遑枚舉也。

得效方云。獨勝散。即本方解藥毒蠱毒蟲蛇諸毒。

外臺祕要云。近效一方。即本方療赤白痢日數十行。無問日數老少。

錦囊祕錄云。國老膏。甘草一味熬膏一切癰疽將發。豫期服之。能消腫逐毒。不令毒氣內攻。功效不可具述。

聖濟總錄云。甘草湯。治熱毒腫。或身生瘭漿。又治舌卒腫起滿口塞喉。氣息不通。頃刻殺人。

方極云。甘艸湯。治病逼迫。及咽急痛者。方機云。治急迫而咽痛者。

類聚方廣義云。凡用紫圓備急圓梅肉丸白散等。未得快吐下。惡心腹痛苦楚悶亂者。用甘草湯。則吐瀉俱快。腹痛頓安。淵雷案。甘草助諸藥之毒。略如白蜜之於烏附。市醫以爲緩和藥。方中使甘草。云可緩諸藥之峻烈。非也。

青囊瑣探云。甘草主治緩急和胃。協和諸藥。解百藥毒。人所知也。但未有知以此一味治他病者。凡小兒啼哭。逾時不止。以二錢許浸熱湯。絞去滓。與之。卽止。又初生牙小兒。咽喉痰壅。聲不出者。頻與生甘草。如前法。又傷寒經日。不省人事。譫語煩躁。不能眠者。每服五六錢。煎湯。晝夜陸續與之。有神效。此取本經所謂主治五臟六腑寒熱邪氣者也。其他發癲疾搐搦。上竄角弓反張者。及嘔吐不止。湯藥入口卽吐。用半夏生薑竹茹伏龍肝之類而益劇者。用之有奇效。不可不知也。

桔梗湯方

桔梗一兩　甘草二兩

右二味。以水三升。煑取一升。去滓。分溫再服。

趙刻本分溫作溫分。今依玉函成本千金翼改。

肘後方云。喉痺傳用神效方。桔梗。甘草。炙。案當生用各一兩。右二味。切。以水一升。煑取服。卽消。有膿卽出。

聖惠方云。治喉痺腫痛。飲食不下。宜服此方。桔梗一兩。去蘆頭。甘草一兩。生用。右件藥。都剉。以水二大盞。煎至一大盞。去滓。分爲二服。服後有膿出。卽消。

和劑局方云。如聖湯。（卽本方）治風熱毒氣。上攻咽喉。咽痛喉痺。腫塞妨悶。及肺壅欬嗽。咯唾膿血。胸滿振寒。咽乾不渴。時出濁沫。氣息腥臭。久久吐膿。狀如米粥。又治傷寒咽痛。

聖濟總錄云。散毒湯。（用桔梗甘草各二兩）治喉痺腫塞。

備預百要方云。喉閉。飲食不通。欲死。方。（卽本方）兼治馬喉痺。馬項長。故凡痺在項內不見處。深腫連頰。壯熱。吐氣數者是也。

醫壘元戎云。仲景甘桔湯例。仁宗御名如聖湯。治少陰咽痛。炙甘草一兩。桔梗三兩。右麤末。水煎。加生薑煎亦可。一法加訶子皮二錢。煎。去渣。飲清。名訶子散。治失音。

淵雷案。失音無聲。急性喉炎之特徵也。原文有加味法。文繁而不切要。故不錄。

證治準繩云。痘瘡初出欬嗽。到今未愈者。是肺中餘邪未盡也。宜甘桔湯。（卽本方）

方極云。桔梗湯。治甘草湯證而有膿。或粘痰者。類聚方云。粘痰如膿者。主之。

方機云。桔梗湯。治咽痛者。咽中腫。不能飲食者。（應鐘）肺癰。（應鐘）癰疽。（伯州或梅肉初發宜灸）諸腫有膿者。（伯州梅肉）

山田氏云。二方甘草皆生用而不炙。宜熱察焉。外臺甘草湯方亦無炙字。按甘草湯以下治咽喉五方。蓋雜病論中之方。不可獨屬少陰病也。想因前條有咽痛一證。叔和氏遂以咽痛爲少陰一候。妄冠少陰病三字。以附載於此已。非謂不爲仲景氏方也。

少陰病。咽中傷生瘡。不能語言。聲不出者。苦酒湯主之。

此似比前條重一等。咽喉腐爛者。故云咽中傷生瘡欬。聲不出。亦是喉炎耳。

苦酒湯方

半夏洗破如棗核大十四枚　鷄子一枚去黃內上苦酒著鷄子殼中

右二味。內半夏著苦酒中。以鷄子殼置刀環中。安火上。令三沸。去滓。少少含嚥之。不差。更作三劑。

棗核大。趙刻本奪大字。今依玉函成本補。上苦酒。玉函無上字。千金翼作上好苦酒。著。玉函作於。煑服法中著字。玉函無。又無三劑二字。

丹波氏云。案活人書。苦酒。米醋是也。案聖惠作醋。蓋原于本草陶注。攷本草。醋也。醯也。苦酒也。並爲一物。陶云。以有苦味。俗呼苦酒。元堅云。刀環。刀卽古錢。今猶傳世。其形狹長。柄端有環。以安鷄卵甚適好。淵雷案。聖濟總錄云。放剪刀環中。蓋宋時古刀幣已難得。故用剪刀環。此不過持鷄子殼以就火。初不拘刀幣剪刀也。又案。外臺聖惠聖濟。並載此方。聖濟云。鷄子去黃留白。留白則鷄子所中空。但有一卵黃之地位。安能容半夏十四枚。更安能容苦酒耶。外臺云。去中黃白。聖濟云。出黃白。當是。蓋但用空鷄子殼也。然一殼之中。仍不能容半夏十四枚。如棗核大十四枚。

疑是已破之半夏細粒十四枚。非整箇半夏十四枚。外臺作半夏末方寸匕。聖濟作半夏一七枚。破如碁子大。皆近是。此方用鷄子殼煮。不知何所取義。方意亦難解。金鑑謂蛋清斂瘡。錢氏謂優人啖生鷄子。聲音即出。亦此方之遺意。不知蛋清已去。實無斂瘡之效。假令不去。已煑之三沸。亦不得與生鷄子等視矣。

少陰病。咽中痛。半夏散及湯主之。

淺田氏云。咽痛者。謂或左或右一處痛也。咽中痛者。謂咽中皆痛也。案此說本金鑑然外臺此條作咽喉痛甚則痰涎纏於咽中。不得息。或咽中傷生瘡。滴水不下。不急治。則必死。即俗所謂急喉痺走馬喉風。皆言其速也。其證屬少陰。蓋少陰者。裏之本源。咽喉者。裏之竅口。其位深且急也。是故雖有一二表證。見咽痛一候。直以救其裏爲法。若徒攻其表。則愈攻愈劇。遂令咽喉祕閉腐爛。穀氣絕而斃。本論不載之太陽。而載之少陰。抑亦有深意存焉。淵雷案。此方所治。當是急性咽炎。腭扁桃及周圍炎等病。急性咽炎之外證。與白喉實扶的里絕相似。惟豫後佳良。不若白喉之危險。淺田氏謂不急治則必死者。乃白喉耳。白喉非本方所主。淺田誤也。

又云。甘草湯桔梗湯曰咽痛。半夏散及湯曰咽中痛。半夏苦酒湯曰咽中傷生瘡。則皆主咽痛者也。蓋咽痛有輕重。輕者不必腫。重者必大腫。是以咽痛不腫之輕者。爲甘草湯。其大腫之重者。爲桔梗湯。不但腫或涎纏咽中痛楚不堪者。爲半夏散及湯。苦酒湯。

半夏散及湯方

半夏洗　桂枝去皮　甘草炙

右三味。等分。各別擣篩已。合治之。白飲和服方寸匕。日三服。若不能散服者。以水一升。煎七沸。內散兩方寸匕。更煑三沸。下火令小冷。少少嚥之。半夏有毒。不當散服。

半夏有毒不當散服八字。玉函成本並無之。是。

活人書云。半夏桂枝甘草湯。即本方作湯入生薑四片煎服治伏氣之病。謂非時有暴寒中人。伏氣於少陰經。（案溫熱家謬說所由來也）始不覺病。旬月乃發。脈便微弱。法先咽痛。似傷寒。非咽痺之病。次必下利。始用半夏桂枝甘草湯主之。次四逆散主之。此病只二日便差。古方謂之腎傷寒也。淵雷案。咽痛。似傷寒。二日便差。顯然爲急性咽炎。惟下利一證可疑耳。

方極云。半夏散及湯。治咽喉痛。上衝急迫者。

雉間煥云。痺喉。痛腫甚而湯藥不下。語言不能。或爲痰涎壅盛之狀者主之。淵雷案。合觀雉間淺田之說。則喉痺痰壅之證。正氣衰。不堪白散者。宜此方。此所以繫之少陰歟。

方函口訣云。此方宜冬時中寒。咽喉腫痛者。亦治發熱惡寒。此證冬時多有之。又後世所云陰火喉癬之證。（湯本云喉頭結核也）上焦虛熱。喉頭糜爛。痛不可堪。飲食不下咽。甘桔湯及其他諸咽痛藥不效者。用此輒效。古本草載桂枝治咽痛之效。合半夏之簽（疑辛字之誤）辣。甘草之和緩。其效尤捷。淵雷案。市醫治咽痛。例用元參生地等甘寒藥。若半夏之燥。桂枝之溫。視爲大禁。語以仲景方。則云古今人體質不同。古方不合今病也。然淺田氏近時人。而其言如此。豈謂中土有古今之變。東邦獨不變耶。

少陰病下利。白通湯主之。

此證似四逆湯證。而有頭痛巓疾者。其方卽四逆湯以葱白易甘草也。葱白治面目浮腫。傷寒頭痛見本經別錄。

山田氏云。由下條考之。此條下利下。脫脈微者三字。其方亦脫人尿五合四字。俱當補之。按三陰病下利。有大同小異數證。不可不詳也。凡三陰病。寒邪縱肆。陽氣爲是所鬱閉。下利脈微者。乃白通湯所主也。其劇者。白通加猪膽湯所主也。寒邪太盛。陽氣虛脫。下利淸穀者。四逆湯所主也。其劇者。通脈四逆湯所主也。若夫眞武湯。則有水氣而下利者。乃用之。白通之用葱白。加猪膽。而不取甘草。豈非爲閉之故乎。四逆之一主扶陽。豈非爲脫之故乎。眞武之用苓朮。豈非爲水之故乎。

白通湯方

葱白四莖　乾薑一兩　附子一枚生去皮破八片

右三味。以水三升。煑取一升。去滓分溫再服。

附子一枚生。玉函成本生下並有用字。

肘後方云。白通湯。療傷寒泄利不已。口渴。不得下食。虛而煩。方卽本方用葱白十四莖。乾薑半兩。更有甘草半兩。炙。

方極云。白通湯。治下利腹痛。厥而頭痛者。據湯本氏所引類聚方云。當有氣逆證。

山田氏云。白通卽人尿之別稱。此方以人尿爲主。故云白通湯也。後漢書載就傳云。臥就覆船下。以馬通熏之。註云。馬通。馬矢也。韵會小補云。馬矢曰通。本草綱目鶩條云。白鴨通。卽鴨屎也。與馬通同義。附方引聖惠方云。乳石發動。用白鴨通一合。由此考之。通乃大便之別稱。今加以一白字。示其爲小便也。若其叙藥名則直書人尿。命其方則稱白通者。何也。醜穢之物。不欲斥言。猶穢器之名清器。方有執程應旄諸人皆云。用葱白而曰白通者。通其陽則陰自消也。果如其言。則橘皮直書皮可乎。杏仁單曰仁可乎。大可笑矣。淵雷案。下條之方。但云白通加猪膽汁。而方中有人尿。故山田謂本方亦有人尿。然白通湯用人尿者。惟山田淺田（勿誤藥室方函）二人。且加猪膽汁湯方後云。若無膽亦可用。則彼方但加人尿。知此方本無人尿也。又案。人尿穢物。西醫常持以致誚。雉間煥代以水銀或黃金水。發祕代以竹瀝。渡邊熙代以化藥製成之尿素。湯本竟不用人尿。然病篤危急之際。豈可以其臭穢而忌之。嘔血盈盈者。飲人尿則立止。他藥莫能及也。

少陰病。下利脈微者。與白通湯。利不止。厥逆無脈。乾嘔煩者。白通加猪膽汁湯主之。服湯脈暴出者死。微續者生。

此是陽亡而津不繼者。胃中無粘液以自濡。故乾嘔而煩也。人尿猪膽。所以潤燥降逆。舊注以爲反治反佐。蓋非是。

傷寒類方云。暴出乃藥力所迫。藥力盡則氣仍絕。微續乃正氣自復。故可生也。前云其脈即出者愈。（後通脈四逆湯下之文類方次在前故曰前云）此云暴出者死。蓋暴出與即出不同。暴出。一時出盡。卽出言服藥後少頃。卽徐徐微續也。須善會之。山田氏云。其脈暴出者。猶油盡將滅之燈。一被挑剔。忽明而終滅。故爲死徵。若其微續漸出者。猶爲霜雪所抑屈之草。得春陽之氣。徐徐甲坼。故爲生也。雉間煥云。服湯脈暴出者死。實爾實爾。不獨此方爾。諸厥逆脈伏者。服湯後微續漸出者。嘉兆也。淵雷案。虛脫證注射强心劑者。其脈無不暴出。其病亦無不速死。然西醫至今不省。

白通加猪膽汁湯方

葱白四莖　乾薑一兩　附子一枚生去皮破八片　人尿五合　猪膽汁一合

右五味。以水三升。煑取一升。去滓。內膽汁人尿。和令相得。分溫再服。若無膽。亦可用。

名醫方考云。白通加人尿猪膽汁湯。久坐濕地傷腎。腎傷則短氣腰痛。厥逆下冷。陰脈微者。宜此方。

方極云。白通加猪膽汁湯。治白通湯證而厥逆乾嘔煩躁者。據湯本氏引餐英館治療雜話云。大吐瀉後。面目無神。虛寒厥冷。其冷發自指裏。心下膨滿煩躁。夏月霍亂。亦間有此等證。脈微欲絕。或全絕。世醫雖知用附子理中等回陽之藥。而忘治其心下之膨滿。故投藥不效。此時用此方。勝參附理中十倍。大吐瀉後。心下所以痞塞者。以脾胃暴虛。虛氣與餘邪搏結。聚於心下故也。用此方以附子乾薑回陽。猪膽壓痞塞。葱白溫下元。人尿之鎮墜下行。引腎中欲飛騰之陽氣歸源。一方而四能備。仲景製方之精如此。柰世之庸盲。視而弗見也。此方不但治霍亂吐瀉。凡中風卒倒。小兒慢驚。其他一切暴卒之病。脫陽之證。皆建奇效。要以心下痞塞爲標準耳。

少陰病。二三日不已。至四五日。腹痛。小便不利。四肢沈重疼痛。自下利者。此爲有水氣。其人或欬。或小便利。或下利。或嘔者。眞武湯主之。

千金及翼作玄武湯。尾臺氏云。玉函。或小便利。作或小便自利。按或下利。當作或不下利。否則與上文自下利之語不相應。（惟忠山田說同）且或以下四證。亦皆本方所治

也。案此暗駁方後加減法無理也

山田氏云。不已者。謂其病不瘥。示前藥無效之辭。腹痛以下。皆屬有停水之證。或以下。皆是兼證。言或如是者。與否者。皆在一眞武湯所得而療也。按太陽病有水氣者。桂枝加白朮茯苓湯五苓散小青龍湯所主也。今此證少陰病而有水氣。故附子爲主。以療少陰證。芍藥以止腹痛。白朮茯苓生薑三味。以利停水也。此方亦治太陽病發汗後仍發熱。心下悸。頭眩身瞤動。振振欲擗地者。太陽中篇八十六條亦以汗後中虛而飲水停畜故也。此方名眞武者。以附子色黑也。方名本曰玄武湯。宋版改作眞武。避宣祖諱也。元金以降。蹈襲不復者。何也。蓋以蹈襲日久。耳目所慣。遽難改復也。猶莊助莊光。避明帝諱。改爲嚴助嚴光。後世從而不改已矣。

眞武湯方

茯苓三兩　芍藥三兩　白朮二兩　生薑三兩切　附子一枚炮去皮破八片

右五味。以水八升。煑取三升。去滓。溫服七合。日三服。若欬者。加五味子半升。細辛一兩。乾薑一兩。若小便利者。去茯苓。若下利者。去芍藥。加乾薑二兩。若嘔者。去附子。加生薑。足前爲半斤。

白朮。外臺作三兩。爲半斤。下千金翼更有十一字云。利不止。便膿血者。宜桃花湯。

錢氏。汪引武陵陳氏。皆謂加減法非仲景原文。是也。欸加五味辛薑。尙無不可。若去苓芍附。卽無以去少陰水氣。不得爲眞武湯矣。

傷寒緒論云。不得眠。皆爲陽盛。切禁溫劑。惟汗吐下後虛煩脈浮弱者。因津液內竭。則當從權用眞武湯溫之。淵雷案。亦有乾薑附子湯等證。非眞武之專主。眞武不過舉例耳。

王氏易簡方云。此藥不惟陰證傷寒可服。若虛勞人增寒壯熱。欬嗽下利。皆宜服之。因易名固陽湯。增損一如前法。今人每見寒熱。多用地黃當歸鹿茸輩。補益精血。殊不知此等藥味多甘。卻欲戀膈。若脾胃大段充實。服之方能滋養。然猶恐因時致傷胃氣。胃爲倉廩之官。受納水穀之所。五藏皆取氣於胃。所謂精氣血氣。皆由穀氣而生。若用地黃等藥。未見其生血。穀氣已先有所損矣。孫兆謂補腎不如補脾。正謂是也。故莫若以固陽湯調其寒熱。不致傷脾。飲食不減。則氣血自生矣。淵雷案。王氏說眞武湯之用法。函胡不析。其論甘涼藥之敗事。則切中時弊。人身之榮養。在於食餌。非藥物所能爲力。今人每於冬令服膏方滋補。不知何人作俑。市醫視爲利藪。倍取其直。其方不過羅列甘涼滋膩藥數十百味。如藥肆批貨單。服之者輒脹滿損食。不能盡劑。王氏所謂未見生血。穀氣已損者也。若以甘涼藥治急性熱病。小則延長經過。大則橫致夭札。其禍尤烈。王氏謂脾胃大段充實。服之方能滋養者。蓋消化吸收分泌諸作用。須賴各臟器細胞之生活力。所謂陰生於陽也。可參看太陽上篇桂枝加附子湯條之解釋。

方極云。眞武湯。治心中躁。（一作心下悸）身瞤動。振振欲擗地。小便不利。或嘔。若下利。若拘痛者。雉間煥云。宜疝家。附子湯同。又治一食一行者。（案謂下利也）附子湯同。

方機云。眞武湯。治腹痛。小便不利。四肢沈重疼痛。下利或欬或嘔者。兼用消塊。心下悸。頭眩。身瞤動。振振欲擗地者。兼用應鐘。舌上乾燥。黑胎生。口中有津液。身熱頭眩。手足振振。或下利者。兼用紫圓。

類聚方廣義云。眞武湯治痿躄病。腹拘攣。脚冷不仁。小便不利。或不禁者。

又云。腰疼腹痛。惡寒下利。日數行。夜間尤甚者。稱爲疝痢。宜此方。又久痢見浮腫。或欬或嘔者亦良。

又云。產後下利。腸鳴腹痛。小便不利。肢體酸輭。或麻痺。有水氣。惡寒發熱。欬嗽不止。漸爲勞狀者。尤爲難治。宜此方。

方函口訣云。此方以內有水氣爲目的。與他附子劑異。水飲之變。爲心下悸。身瞤動。振振欲倒地。或覺麻痺不仁。手足引痛。或水腫。小便不利。其腫虛濡無力。或腹以下腫。臂肩胸背羸瘦。其脈微細。或浮虛而大。心下痞悶。飲食不美者。或四肢沈重疼痛。下利者。用之有效。方名當從千金及翼。作玄武。

醫史攖寧生傳云。宋可與妾。暑月身冷。自汗。口乾。煩躁。欲臥泥水中。伯仁診其脈。

浮而數。沈之豁然虛散。曰此爲陰盛隔陽。得之飲食生冷。坐臥風露。煎眞武湯冷飲之。一進汗止。再進煩躁去。三進平復如初。

又云。余子元病惡寒戰慄。持捉不定。兩手皆冷汗浸淫。雖厚衣熾火不能解。伯仁卽與眞武湯。凡用附子六枚。一日病者忽出人怪之。病者曰吾不惡寒。卽無事矣。

成蹟錄云。京師寺町一僧。年可三十。胸中煩悶。數日吐下黑血。診之脈沈微。腹滿。小便難。手足浮腫。不仁。沈重。大便日二三行。默默不欲飲食。食則停滯胸間。入腹則氣急而腹滿殊甚。其狀如世所謂黃胖病。先生與眞武湯。百患悉治。

又云。一婦人腹痛鞕滿。攣急。時時發熱。小便不利。手足微腫。微欬。目眩。患之百餘日。一醫投大柴胡湯。諸證日甚。熱亦益熾。先生診之。與以眞武湯。一二日。熱退利止。經五六日。小便快利。腫隨去。食亦進。腹不痛。目不眩。但鞕滿攣急如故。兼以當歸芍藥散。諸證全愈。

古方便覽云。一男子年四十二歲。患下疳瘡。後左半身不遂。手足顫掉欲擲地。且兼痼。十日五日必發。食則須人代哺。仰臥蓐上。已三年矣。余診之。自少腹至心下鞕滿。心悸拘攣。乃作此方及三黃丸與之。時時以備急圓攻之。服之一月所。痼不復發。又作七寶丸。每月服一次。凡七次而全愈。

方伎雜誌云。深川仲町。屋張屋某。年四十乞診云。二三年來。氣分不常。飲食無味。夜不安寐。診之。面色青黑。一身無滋潤之氣。稍有水氣。舌色刷白。聲嘶氣促。脈不浮不沈。但無力如綿。形如遊魂行尸。眞重患也。余告以病重。使知必死。病人當安慰不當恫喝先與眞武湯。半歲許。氣力稍復。呼吸漸平。聲亦漸出。至冬月。覺腰痛自脚至少腹麻痺。呼吸又急。乃轉用八味丸料。通計一年而全愈。因思病證雖危。盡力治療。亦或可愈。此論極是但不可以語持盈保泰之名醫耳醫之於術。可不勉乎。

橘窗書影云。三刕屋兼吉。行旅後。攖溫疫。醫療之數十日。不解。微熱。有水氣。脈沈微。四肢微冷。精神恍惚。但欲寐。余以爲病在少陰。因與眞武湯加人參。案即眞武附子合方也二三日。精氣大復。微熱解。食大進。調理數旬而愈。余每遇如此之證。不論熱之有無與眞武加人參每每奏效。或以爲異乎仲師之旨。古方派拘成方之論余曰。唯其認爲少陰。故與眞武湯附子湯少陰之正方耳。況發熱一證具載眞武湯中乎。八十六條云其人仍發熱

又云。小笠原長信之母。年垂七十。自春至夏頭眩不止。甚則嘔逆欲絕。脈沉微。兩足微腫。醫二三療之而不愈。余與眞武湯。兼用妙香散。局方治神經衰弱盜汗頭眩等證黄耆茯苓茯神薯蕷遠志人參桔梗甘草長沙麝香木香數日目眩大減。起居得安。

少陰病。下利清穀。裏寒外熱。手足厥逆。脈微欲絕。身反不惡寒。其人面色赤。或腹痛。或乾嘔。或咽痛。或利止脈不出者。通脈四逆湯主之。

成氏云。下利清穀。手足厥逆。脈微欲絕。爲裏寒。身熱不惡寒。面色赤。爲外熱。此陰甚於內。格陽於外。不相通也。與通脈四逆湯。散陰通陽。金鑑引林瀾云。格。拒格也。亦曰隔陽。陰陽隔離也。又曰戴陽。浮於上如戴也。夫眞寒入裏。陰氣未有不盛者。然其劇。不過陽愈微。陰愈盛耳。

淵雷案。四逆湯爲少陰主方。本方卽四逆湯倍乾薑。故下利清穀。手足厥逆。與四

逆證同。更有不惡寒面赤等格陽證。比四逆尤重耳。其或然諸證。亦皆本方所主。腹痛者。腸寒而蠕動亢盛也。乾嘔者。胃中枯燥之故。咽痛者。咽喉枯燥之故。皆陽亡而津不繼也。利止脈不出者。因腹痛下利時。腸蠕動亢盛而腹腔充血。上肢爲之貧血故也。格陽之證。大汗出。手足冷。面赤頭熱。頃刻畢命。然用藥得當。恢復亦易。說詳金匱今釋。舊注以爲眞寒入裏。陽微陰盛者。非是。蓋體溫散盡。機能停息。塊然惟體魄獨存耳。非有所謂眞寒。亦非所謂陰盛也。夫人身所寶。惟在陽氣。自丹溪倡滋陰。明清俗醫。相沿畏忌溫藥。流風所扇。病家知醫與否。必自訴內熱。願得涼劑。寧死不悔。陳脩園雖沈迷運氣。獨知回陽爲急務。君子不以人廢言可也。

通脈四逆湯方

甘草二兩炙　附子大者一枚用生去皮破八片　乾薑三兩強人可四兩

右三味。以水三升。煑取一升二合。去滓。分溫再服。其脈即出者愈。面色赤者。加葱九莖。腹中痛者。去葱。加芍藥二兩。嘔者。加生薑二兩。咽痛者。

去芍藥加桔梗一兩。利止脈不出者。去桔梗加人參二兩。病皆與方相應者。乃服之。

玉函無去葱去芍藥去桔梗字。桔梗作二兩。無病皆以下十字。成本同。案加味法本是俗師沾附。去葱去芍藥去桔梗。更出後人所攙。

方極云。通脈四逆湯。治四逆湯證。而吐利厥冷甚者。據湯本氏引

方機云。吐利汗出。發熱惡寒。四肢厥冷。脈微欲絕。或腹痛。或乾嘔。或咽痛者。通脈四逆湯主之。

雉間煥云。此方乾薑君藥也。乾嘔不止者。加粳米。又云。加葱白大有驗。不拘面色。

淵雷案。方氏汪氏錢氏皆謂本方當有葱白。如白通之義。惟子炳之言。出於實驗。故從之。本方用葱白。不過引通陽氣。其續脈之效。當在乾薑。乾薑溫裏而收縮腸管。則腹腔之血液被壓。以入於淺層動脈。故其脈卽出歟。

錢氏云。加減法。揣其詞義淺陋。料非仲景本意。何也。原文中已先具諸或有之證。

然後出方立治。則一通脈四逆湯。其證皆可該矣。豈庸續用加減耶。況其立意。庸惡陋劣。要皆出于鄙俗之輩。未敢竟削。姑存之。以備識者之鑑云。

少陰病。四逆。其人或欬。或悸。或小便不利。或腹中痛。或泄利下重者。四逆散主之。

四逆散。卽大柴胡湯去大黃黃芩半夏薑棗。加甘草。其病決非少陰本條云四逆。舊注以爲熱厥。然熱厥又非本方所能開。本方實治後世所謂肝鬱之病。亦治腹痛泄利下重。經文以腹痛泄利下重爲或然證。以四逆爲正證。復冒以少陰之名。中土學者。拘牽文義。迄不得其用法。東邦至和田東郭。始知活用。學者注意其用法。治驗可也。

四逆散方

甘草炙　枳實破水漬炙乾　柴胡　芍藥

右四味。各十分。擣篩。白飲和服方寸匕。日三服。欬者加五味子乾薑各五分。并主下利。悸者。加桂枝五分。小便不利者。加茯苓五分。腹中痛者。加附子一枚。炮令拆。泄利下重者。先以水五升。煑薤白三升。煑取三升。去滓。以散三方寸匕內湯中。煑取一升半。分溫再服。

各十分。當作等分。蓋後人沾入加味法。俱用五分。因改等分爲各十分耳。柯氏云。加味俱用五分。而附子一枚。薤白三升。何多寡不同若是。不能不疑於叔和編集之誤耳。案加味法。不合仲景藥例。本不足信。豈但多寡不侔而已。

和田東郭蕉窗方意解云。是亦大柴胡湯之變方也。其腹形專結於心下及兩脇下。其凝及於胸中。而兩脇亦甚拘急。然少熱實。故不用大黃黃芩。唯主緩和心下兩脇下之藥也。至本論之證。今殊不詳。恐是後人之作也。苟能體會全體之腹形。心下肋下之證候。如上文所述者。則四逆厥亦可以此藥治之。但與眞少陰之四逆厥。脈狀腹候大異耳。又疫病兼癇。甚則譫語煩躁。發吃逆等證。用陶氏散火湯人參當歸芍藥黃芩麥冬白朮柴胡陳皮茯苓甘草生薑之類。無寸效者。用本方卽驗。固不必用吃逆之藥也。唯心下肋下胸中拘急甚。除上述諸證外。有發種種異證者。切勿眩惑。余用此藥於疫證及雜病多年。治種種異證。不可勝計。眞希世之靈方也。

類聚方廣義云。四逆散。治痢疾累日。下利不止。胸脇苦滿。心下痞塞。腹中結實而痛。裏急後重者。

醫學入門云。祝仲寧。號橘泉。四明人。治週身百節痛。及胸腹脹滿。目閉肢厥。爪甲靑黑。醫以傷寒治之。七日。昏沈。弗效。公曰。此得之怒火與痰相搏。與四逆散加芩連。瀉三焦火而愈。丹波氏云。此案本出程篁墩文集橘泉翁傳。但不著四逆散之名。云與柴胡枳殼芍藥芩連。瀉三焦火。明日而省。久之愈。

蕉窗雜話云。一貴婦。春秋四十歲。得病十八年。向唯服一醫之藥。其方皆輕浮之氣劑也。其證頭痛頭眩。鬱冒。艱於行步。因之面貌細長瘦皺。失其血色。兩脛骨立。十年來經水不行。右臍旁有疝塊。脇下甚拘攣。予卽用四逆散加良薑牡蠣劉寄奴。於風市三里三陰交諸穴。日施灸火。其間雖有小故。始終不轉方。未及期年。脇腹大寬。肌肉充盈。如無病時。頭眩鬱冒諸證悉除。至冬初。月信亦漸通。

又云。德見何某者。患鼻淵三年。諸醫以爲肺虛。百治不效。其後于役東武。過京師。求治於予。其人兩鼻流濁涕甚多。自言官書甚急。不能久留。予答云。凡療病。本不能限期日。今此證不然。可逕往東武。與四逆散加吳茱萸牡蠣。令途中日服二三帖。未抵品川。鼻水自止。此證自古以爲肺家之病。多用白芷辛夷之類。又謂風邪後餘邪所成。皆無稽之談也。實由肝火上熏肺部。上下之氣隔塞所成耳。

橘窗書影云。久留島伊豫守侯。年十四。氣宇閉塞。顏色青慘。身體羸瘦。醫以爲勞瘵。余診之。任脈拘急。胸中動悸。自左脇下至鳩尾妨悶。余以爲癖疾所爲。與四逆散加鼈甲茯苓。數日。妨悶去。拘急解。氣宇大開。惟四肢無力。對物倦怠。因與千金茯苓湯。（茯苓 人參 柴胡 麥冬 地黃 桂枝 芍藥）數旬而全治。

又云。參政遠山信濃守侯。年年患脚氣。今年不發。但心下痞塞。任脈拘急。鬱閉不堪職事。余與四逆散加吳茱萸茯苓。數日。腹裏大和。然飲食不美。元氣頗餒。與柴芎六君子湯。（柴芍參夏橘苓朮草）元氣頗旺。時已免職。恬然靜養。不藥而愈。

又云。黑田老侯自笑庵。心下痞塞。任脈全拘急。有動氣。不得酣寐。時時吐血。醫與滋補劑。無效。余診之曰。非虛證。此肝火所爲也。宜和開腹中。清涼肝火。與四逆散加黃連茯苓。兼用黃連解毒散。數旬而宿疾漸愈。

又云。唐津侯次女。春來脊骨六七椎上突起。狀如覆杯。胸膈亦高張。氣分鬱塞。不能作事。腹裏拘急。背亦覺强。余與四逆散加鉤藤羚羊角。兼用大陷胸丸。經旬日。胸腹寬快。氣色大旺。益進前方。脊骨凹沒。身體復故。

少陰病。下利六七日。欬而嘔渴。心煩不得眠者。猪苓湯主之。

丹波氏云。此條。視之黃連阿膠湯證。乃有欬嘔渴及小便不利。而大便下利之諸證。所以不同也。又案前條云。少陰病。欲吐不吐。心煩但欲寐。五六日自利而渴者。屬少陰也。虛故引水自救。若小便色白者。少陰病形悉具。小便白者。以下焦虛有寒。不能制水。故令色白也。可知此條下利嘔渴心煩同證。而有不得眠及不白之異。乃是寒熱分別處。淵雷案。猪苓湯所治。係濕熱證。其病變在膀胱尿道。非眞少陰病也。丹波引黃連阿膠湯及二百八十六條證。其爲少陰。然黃連阿膠湯所治。亦非眞少陰病。二百八十六條本非仲景辭氣。且既有寒熱之異。熱者更非少陰明甚。蓋猪苓湯證有脈證類似少陰者。著其變例耳。山田以猪苓湯爲猪膚湯之誤。未知是否。存以待攷。

少陰病得之二三日。口燥咽乾者。急下之。宜大承氣湯。

少陰篇用大承氣急下者三條。其病皆是陽明。非少陰也。舊注多以爲少陰復轉陽明。蓋卽所謂中陰溜府之病。然既轉陽明。則逕稱陽明可矣。若以其自少陰轉來而仍稱少陰。則太陽少陽之轉入陽明者。仍稱之太陽少陽可乎。其爲陽明篇錯簡可知。蓋陽明下證。有酷似少陰者。醫者遇此。常迷惑失措。今參以腹診。則確然易知。又口燥咽乾一證。未可據以急下。必別有可下之脈證腹候。兼見口燥咽乾。則津液將竭。當急下存陰耳。以下二條放此。

舒氏云。少陰挾火之證。復轉陽明。而口燥咽乾之外。必更有陽明胃實諸證兼見。否則大承氣湯不可用也。

少陰病。自利清水。色純青。心下必痛。口乾燥者。急下之。宜大承氣湯。一法用大柴胡

急。趙刻本作可。今據玉函成本改。宜大承氣湯。脈經作屬大柴胡湯大承氣湯證。

山田氏云。清。圊也。清水。猶言下水。與清穀清便清血清膿血之清同。非清濁之清也。若是清濁之清。則其色當清白。而不當純青也。注家皆爲清濁之清。非矣。心下痛。似結胸而非結胸。蓋彼有鞕滿。而此無鞕滿。其別可知也。金鑑云。自利清水。謂下利無糟粕也。色純青。謂所下者皆汚水也。淵雷案。自利清水。卽後人所謂熱結旁流也。因腸中有燥屎。刺激腸粘膜。使腸液分泌異常亢進。所致色純青。則膽汁之分泌亦亢進矣。體液之分泌及排除。兩皆過速。大傷陰液。急下所以存陰也。

名醫類案云。孫兆治東華門竇太郎。患傷寒經十餘日。口燥舌乾而渴。心中疼。自利清水。衆醫皆相守。但調理耳。汗下皆所不敢。竇氏親故相謂曰。傷寒邪氣害人

性命甚速。安可以不次之疾。投不明之醫乎。召孫至。曰。明日即已不可下。今日正當下。遂投以小承氣湯。大便通。得睡。明日平復。衆人皆曰。此證因何下之而愈。孫曰。讀書不精。徒有書爾。口燥舌乾而渴。豈非少陰證耶。少陰證固不可下。豈不聞少陰一證。自利清水。心下痛。下之而愈。仲景之書明有此說也。衆皆欽服。

古方便覽云。一婦人患傷寒。譫語狂笑。下利清水。日數十行。諸醫不能療。余診之。腹鞕滿。按之痛甚。乃作此方。（大承氣湯）連進三劑。利即止。諸證並治。

少陰病。六七日。腹脹不大便者。急下之。宜大承氣湯。

脹。玉函脈經千金千金翼並作滿。

山田氏云。胃中有燥屎也。舒氏云。少陰復轉陽明之證。腹脹不大便者。然必兼見舌胎乾燥。惡熱飲冷。方爲實證。

淵雷案。論中急下六條。皆屬陽明證。其云少陰者。誤也。蓋有陽明可下之證。而復有其本條所言之證者。乃當急下。非謂據其本條之證。即當急下也。此乃古人經驗之談。斯時不急下。其變卽不可測。學者察焉。

少陰病脈沈者急溫之宜四逆湯。

少陰宜急溫。四逆湯爲少陰正方。急溫自宜四逆湯。是皆理所當然者。然本條主旨。似急溫之故在於脈沈。則有可疑者。何則少陰急證。莫如厥逆下利。及身熱面赤之格陽。白通通脈四逆諸條是也。然其脈微細欲絕。或浮數而虛散。皆（由實驗而知）不言脈沈。言脈沈者二條。始得發熱者。麻附細辛湯。肢厥體痛者。附子湯。其證皆不甚急。今云脈沈宜四逆湯急溫。反覺膚廓矣。成氏以爲初頭脈沈。未有形證。不知邪氣所之。將發何病。是急與四逆湯溫之。信如所言。則以四逆湯爲少陰權用之方。似乎小題大做。又與急溫之旨不合。山田以爲急溫對上三條急下而言。若如上三條之證。而脈沈者。不可下。當急溫。明急下三條。脈皆滑數。（以上隱括山田之說）信如所言。則同一證候。有承氣四逆之異。而其鑑別。惟在於脈。然大承氣證之脈。固多沈遲者。誤與四逆。禍不旋踵。斯皆不足爲訓。惟吉益氏類聚方。域去本條。誠有所見。

非專輒也。

少陰病。飲食入口則吐。心中溫溫欲吐。復不能吐。始得之。手足寒。脈弦遲者。此胸中實。不可下也。當吐之。若膈上有寒飲。乾嘔者。不可吐也。當溫之。宜四逆湯。

心中。玉函作心下。溫溫。玉函作嗢嗢。千金作慍慍。

山田氏云。溫溫卽慍慍。古字通用也。當以慍慍爲正字。少陰病三字。以始得之無熱惡寒言之。言少陰病。飲食入口。則心下慍慍。欲吐反不能吐。自始得之。手足寒而其脈弦遲者。此爲邪氣實於胸中。蓋邪實於胸中。則陽氣爲是所閉。而不能通達四末。是以令人手足厥寒。其脈弦遲。如是者。當以瓜蔕散吐之。素問所謂其高者因而越之。是也。若下之。則於治爲逆。故曰不可下也。厥陰篇三百五十九條云。病人手足厥冷。脈乍緊者。邪結在胸中。心下滿而煩。飢不能食者。病在胸中。當須吐之。宜瓜蔕散。蓋與本節同因而殊證者耳。若其人手足厥冷。飲食不吐。而惟乾嘔者。此爲膈下（山田改作膈下）有寒飲。蓋脾胃虛冷。不能轉化水漿之所致。故不可吐。宜以四逆湯急溫之。中焦得溫而寒飲自散也。

尾臺氏云。少陰病。飲食入口則吐云云。疑於調胃承氣湯證。故曰不可下也。

淵雷案。此條證候。手足寒。脈弦遲。欲吐。乾嘔。瓜蔕散四逆湯所同也。其異者。瓜蔕證飲食入口則吐。四逆湯飲食不吐。但乾嘔。然腹候之虛實。亦自可辨。四逆證固是少陰。瓜蔕證本非少陰。而亦謂之少陰者。以其手足寒也。可知古人於病名之定義。頗不明晰。後人乃欲舍證候。專就病名以施治。不智甚矣。胸中實而手足寒。舊注皆以爲陽氣被阻。不得宣越。理固可通。愚謂氣血抵抗病毒。集中於胸際。故令四肢不溫耳。膈上有寒飲。山田據不可吐篇。改爲膈下。然寒飲所在。究未能確知。其外證爲乾嘔。則不離膈膜附近耳。正氣虛衰。體液之分泌吸收。失其平衡。故停爲寒飲。用四逆湯恢復正氣。則寒飲自散。服薑附劑中病。多瞑眩而吐水。此其驗也。尾臺氏謂飲食入口則吐云云。疑於調胃承氣證者。百三十條云。太陽病過經十餘日。心下溫溫欲吐。而胸中痛。大便反溏。腹微滿。鬱鬱微煩。先此時自極吐下者。與調胃承氣湯。是也。

少陰病。下利。脈微濇。嘔而汗出。必數更衣。反少者。當溫其上灸之。脈經云灸厥陰可五十壯

劉棟云。此寒邪在上焦也。當須灸之。以溫其上焦也。錢氏云。必數更衣。反少者。卽裏急後重之謂也。當溫其上。前注皆謂灸頂上之百會穴。以升其陽。或曰。仲景無明文。未可强解。以意測之。非必巓頂。然後謂之上也。蓋胃在腎之上。當以補煖升陽之藥。溫其胃。且灸之。則淸陽升而濁陰降。水穀分消。而下利自止矣。灸之者。灸少陰之脈穴。或更灸胃之三脘也。卽前所謂當灸之附子湯主之之法。

丹波氏云。溫其上灸之。義未詳。方氏云。上謂頂。百會是也。汪氏云。百會治小兒脫肛久不差。此證亦灸之者。升舉其陽也。喩氏程氏柯氏金鑑。皆從方說爲解。特志聰錫駒並云。溫其上。助上焦之陽。與錢所援或曰之說略同。汪氏又引常器之云。灸太衝。郭白雲云。灸太谿。脈經云。灸厥陰俞。俱誤也。

舒氏云。此證陽虛氣墜。陰弱津衰。故數更衣而出弓反少也。更衣者古人如廁大便必更衣出弓者矢去也曾醫一婦人腹中急痛。惡寒厥逆。嘔而下利。脈見微濇。予以四逆湯投之。無效。其夫告曰。昨夜依然作泄無度。然多空坐。醡脹異常。尤可奇者。前陰醡出一物。大如柚子。想是尿脬。老婦尚可生乎。予卽商之仲遠。仲遠躊躇曰。是證不可溫其下。以逼迫其陰。當用灸法溫其上。以升其陽。而病自愈。予然其言。而依其法。用生薑一片。貼頭頂百會穴上。灸艾火三壯。其脬卽收。仍服四逆湯加者朮一劑而愈。

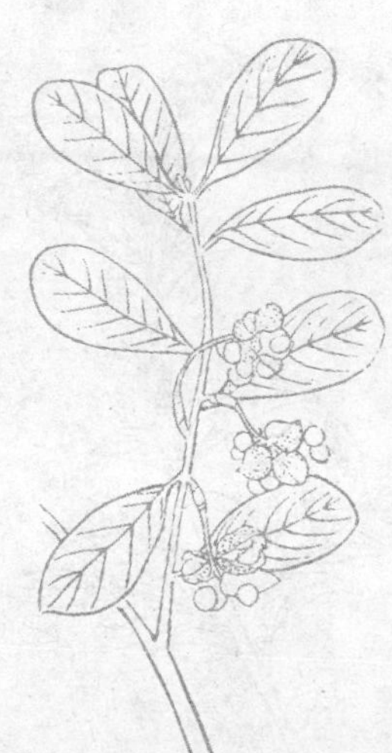

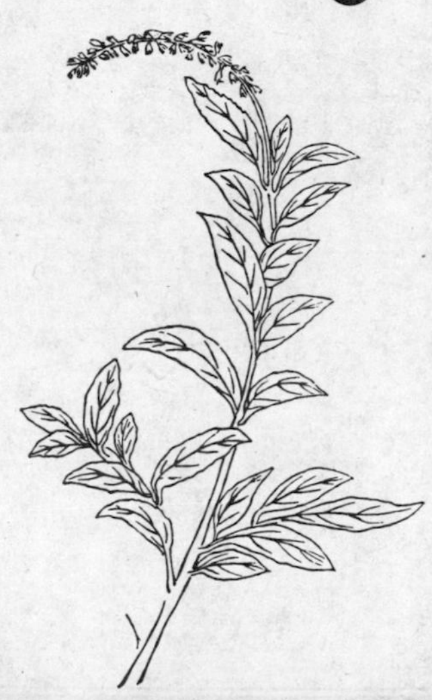

傷寒論今釋卷八

川沙　陸彭年淵雷　撰述

辨厥陰病脈證并治

厥陰之爲病。消渴。氣上撞心。心中疼熱。饑而不欲食。食則吐蚘。下之利不止。

食則上。玉函有甚者二字。利不止。玉函脈經千金翼並作不肯止。

舒氏云。此條陰陽雜錯之證也。消渴者。鬲有熱也。厥陰邪氣上逆。故上撞心。疼熱者。熱甚也。心中疼熱。陽熱在上也。饑而不欲食者。陰寒在胃也。强與之食。亦不能納。必與饑蚘俱出。故食則吐蚘也。此證上熱下寒。若因上熱誤下之。則上熱未必即去。而下寒必更加甚。故利不止也。張氏纘論引張卿子云。嘗見厥陰消渴數證。舌盡紅赤。厥冷。脈微。渴甚。服白虎黃連等湯。皆不救。蓋厥陰消渴。皆是寒熱錯雜之邪。非純陽亢熱之證。豈白虎黃連等藥所能治乎。

元堅云。厥陰病者。裏虛而寒熱相錯證是也。其類有二。曰上熱下寒。曰寒熱勝復。其熱俱非有相結而以上熱下寒爲之正證。蓋物窮則變。是以少陰之寒極而爲此病矣。然亦有自陽變者。少陽病誤治最多致之。以其位稍同耳。更有自陽明病過下者。其爲證也。消渴。氣上撞心。心中疼熱。饑而不欲食者。上熱之徵也。食則吐蚘。下之利不止者。下寒之徵也。是寒熱二證一時併見者。故治法以溫涼兼施爲主。如烏梅丸實爲其對方。乾薑黃芩黃連人參湯亦宜適用矣。寒熱勝復者。其來路大約與前證相均。而所以有勝復者。在人身陰陽之消長。與邪氣之弛張耳。其證厥熱各發。不一時相兼。故治法。方其發熱。則用涼藥。方其發厥。則用溫藥。調停審酌。始爲合轍。倘失其機。必爲偏害矣。此厥陰病要領也。要之。上熱下寒。與寒熱勝復。均無所傳。其唯陰陽和平。病當快瘳焉。

淵雷案。傷寒厥陰篇。竟是千古疑案。篇中明稱厥陰病者。僅四條。除首條提綱有證候外。餘三條文略而理不瑩。無可研索。以下諸條。皆不稱厥陰病。玉函且別爲一篇。題曰辨厥利嘔噦病形證治第十。然其論意與序次。則釐然可辨。首論厥與發熱。次專論厥。次論吐利。次專論下利。次專論嘔。末二條論噦。夫下利嘔噦爲諸經通有之證。無由辨爲厥陰。易辨者惟烏梅丸條吐蚘一證。與厥陰提綱偶同耳。且下利嘔噦諸條。皆金匱雜病之文。惟厥熱諸條。爲金匱所不載。故小丹波但取厥熱諸條爲寒熱勝復。與提綱一條爲上熱下寒。合爲厥陰病。以符舊注寒熱錯雜之定義焉。今案上熱下寒之證。傷寒雜病俱有之。傷寒爲尤難治。特其證候。不能悉如提綱所云耳。寒熱勝復之證。太炎先生謂卽今之回歸熱。雖不無疑義。亦未有以易之。說詳三百四十條。然回歸熱與上熱下寒之證。猶秦越之不相及。湊合而俱稱厥陰。仲景之志荒矣。蓋嘗思之。六經之名。始見素問。其原或出素問之前。本義已不可知。素問熱論。以病勢出表者爲陽。病勢內結者爲陰。仲景撰用素問。同其名而異其實。以機能亢盛者爲陽。機能衰減者爲陰。陰證變態本少。（杜清碧王安道丹波元堅俱云爾見述義）既以全身虛寒證爲少陰。腸胃虛寒證爲太陰。更無他種虛寒證堪當厥陰者。乃不得不出於湊合。此固執六經名號。削趾適屨之過也。就本論原文以釋厥陰病者。小丹波最爲近是。山田氏以爲陰證之極至深至急者。如吳茱萸湯（案吳茱萸湯證並不至深至急）通脈四逆湯等證。信如所言。則是少陰之劇者爾。其說難從。鐵樵先生以爲腸胃病之兼風化者。蓋滬上習見之慢性腸胃病。多兼神經衰弱。因憂鬱而起。又多兼黴毒。先生臆稱黴毒爲內風。又以神經爲肝。厥陰爲肝之經脈。於六氣爲風木。輾轉牽纏。以成其說。此實先生心目中之厥陰病。非傷寒論之厥陰病矣。又舊說皆以舌卷囊縮爲厥陰證。而本論無明文可徵驗之病者。多是大承氣湯所主。乃陽明。非厥陰也。蓋因熱論有六日厥陰。煩滿囊縮之文。而不知熱論之厥陰。卽仲景之陽明胃家實。故沿誤如此。愚於首卷第四第五條之解釋。亦承斯誤。今訂正於此。

厥陰中風。脈微浮爲欲愈。不浮爲未愈。

六經篇中各有中風一條。惟太陽中風桂枝湯證。義最明晰。若夫陽明中風。實具三陽之證。當是三陽合病。本論稱合病者義不可解說詳二百二十八條少陽中風。仍是柴胡湯證。其所以名中風之故。皆不可知。至三陰中風。惟太陰有四肢煩疼一證。餘二條無證候。其主旨皆以脈法豫決愈否。此亦別一派古醫家之傳說。與本論條例自異。不知是仲景漫而錄之。抑叔和所撰入也。舊注必循文曲解。不驗諸事實。徒令學者迷惑失據而已。

厥陰病欲解時。從丑至卯上。

下文三百三十六條云。期之旦日夜半愈。矛盾若斯。不足爲法明矣。

厥陰病。渴欲飲水者。少少與之愈。

丹波氏云。消渴乃厥陰中之一證。曰愈者。非厥陰病愈之義。僅是渴之一證得水而愈也。淵雷案。渴得水而愈。猶飢得食而飽。寒得衣而溫。三尺豎子之所知。何勞告語。厥陰病四條。其三條皆無理。非仲景意也。凡渴欲飲水者。惟白虎證可以恣飲。他證皆宜少少與之。又不獨厥陰爲然也。

諸四逆厥者不可下之。虛家亦然。

丹波氏云。玉函從此條以下至篇末。別爲一篇。題曰辨厥利嘔噦病形證治第十。

淵雷案。假定本篇首條爲仲景原文。爲厥陰提綱。則厥陰本無厥證。下文厥熱諸條。雖若連類相及。實是望文生義耳。因病名厥陰。遂連類論厥。因證有心中疼熱。食則吐蚘。下之利不止。遂連類論發熱吐利。復因吐而論噦。此等湊合。不知是仲景原文。抑後人所補綴。玉函以不稱厥陰諸條別爲一篇。頗有見。玉函之文字及編次。勝傷寒論。類如此矣。

四逆厥是外證。論治當揣其病情。所謂病情者。亦參合他種證候以決之耳。有四逆厥證者。多屬虛寒。虛寒固不可下。然白虎承氣證亦有四逆厥者。不可執一而論。故曰當揣其病情也。虛家有下證者。不可逕用承氣湯。然如河間之當歸承氣湯。（小承氣加當歸薑棗）又可之承氣養榮湯。（小承氣加知歸芍地）節庵之黃龍湯。（大承氣加參草歸桔薑棗）等。不妨擇用。蓋不下則病毒不去。固非甘寒滋補所能濟也。此條似爲下文厥熱諸條發施治之例。然病情太不相應。知是湊合無疑。

傷寒先厥。後發熱而利者。必自止。見厥復利。

厥利並作。其後厥止而發熱者。利必自止。熱止復厥。則又下利。舊注皆作如此解。然於原文而字者字。頗相枘鑿。且厥熱互發之病。實未之見也。故本篇厥熱諸條。皆不可强解。

傷寒始發熱六日。厥反九日而利。凡厥利者。當不能食。今反能食者。恐爲除中。一云消中**食以索餅。不發熱者。知胃氣尚在。必愈。恐暴熱來出而復去也。後日脈之。其熱續在者。期之旦日夜半愈。所以然者。本發熱六日。厥反九日。復發熱三日。幷前六日。亦爲九日。與厥相應。故期之旦日夜半愈。後三日脈之。而脈數。其熱不罷者。此爲熱氣有餘。必發癰膿也。**

後日脈之。玉函成本並作後三日脈之。所以然至夜半愈。三十八字。玉函無之。

此條大旨。謂熱與厥利互發之病。發熱與厥利之日數相當者。必自愈。若熱多於厥。必發癰膿。條文自凡厥利者。至胃氣尚在必愈。爲插入之筆。自所以然者。至夜半愈。蓋後人之傍注。傳鈔者混入正文也。言傷寒初起發熱僅六日。繼之以厥利九日。比發熱多三日。似是病進。後三百四十六條云。傷寒厥四日。熱反三日。復厥五日。其病爲進。是熱少厥多者爲病進也。既似病進。則九日厥利止而發熱。恐是暴熱來出。須臾復去。暴熱來出。猶白通加猪膽汁湯之脈暴出。俗所謂回光返照。乃垂死之象。故於後日脈之。後日謂發熱之第二日。脈謂診察也。此時熱若仍在。則非暴出之熱。仍是厥去熱復之熱。而病有向愈之象矣。先是發熱六日。厥九日。今又發熱二日。并前共八日。若續熱一日。則熱亦九日。與厥相當而病愈。故期之旦日夜半愈。期。豫期也。旦日。明日也。若於發熱之第三日後脈之。其脈數。熱猶不罷者。則爲熱氣有餘。將發癰膿。此病當厥利時。多不能食。今反能食。恐是除中。次條云。除中必死。欲知之法。可試食以索餅。若除中者。食餅當發熱。今不發熱。則是胃氣尚在而能食。非除中。知其可愈也。索餅者。錢氏云。疑即今之條子麪。及饊子之類。丹波氏云。劉熙釋名云。餅。并也。溲麪使合并也。蒸餅湯餅蝎餅髓餅金餅索餅之屬皆隨形而名之。緗素雜記云。凡以麪爲食具皆謂之餅。淸來集之倘湖樵書云。今俗以麥麪之線索而長者曰麪。其圓塊而匾者曰餅。考之古人。則皆謂餅也。漢張仲景傷寒論云。食以索餅。餅而云索。乃麪耳。此漢人以麪爲餅之一證也。知是錢氏爲條子麪者。確有依據也。熱氣有餘。必發癰膿者。成氏引經曰。數脈不時。則生惡瘡。柯氏云。是陽邪外溢于形身。俗所云傷寒留毒者是也。尋文繹義。當如上文所釋。然吾終不敢自信者。未嘗經過此種病。古人醫案中亦未有此種病。猶是紙上空談耳。山田氏云。右三條。係後人之言。當删之。

傷寒脈遲六七日。而反與黃芩湯徹其熱。脈遲爲寒。今與黃芩湯。復除其熱。腹中應冷。當不能食。今反能食。此名除中。必死。

汪氏云。脈遲爲寒。不待智者而後知也。六七日反與黃芩湯者。必其病初起。便發厥而利。至六七日。陽氣囘復。乃乍發熱而利未止之時。粗工不知。但見其發熱下利。誤認以爲太少合病因與黃芩湯徹其熱。徹卽除也。又脈遲云云者。是申明除其熱之誤也。成氏云。除。去也。中。胃氣也。言邪氣太甚。除去胃氣。胃欲引食自救。故暴能食也。

山田氏云。傷寒脈遲句下。當有發熱二字。應下文反與黃芩湯徹其熱之語。蓋黃芩湯。本治太陽少陽合病之方。豈用之於無發熱者乎。徹與撤通。韵會小補撤字註云。直列切。除去也。經典通作徹。論語以雍徹。左傳襄公二十三年。平公不徹樂。杜注云徹去也是也。除中者。謂中氣被翦除。魏書任城王澄傳云。尋得翦除。亦大損財力。是也。案翦除習用之義無須引證山田驚博耳除中反能食者。胃氣將絕。引食以自救故也。辟諸富家暴貧。强作驕奢。以取一時之快。不祥莫大焉。不死何竢。易曰。枯楊生華。何可久也。

淵雷案。此條主旨。謂胃氣虛寒之極。而反能食者。爲除中死證。此固事之所有。理之當然也。脈遲與黃芩湯。不過言胃虛寒之原因。胃虛寒之原因甚多。不必拘矣。與黃芩湯時。病人當發熱。汪氏山田說並是。汪補出下利。亦是。山田但云發熱。意謂下利非黃芩湯之主證。非也。汪因此條廁於厥熱諸條中。故云初起發厥下利。山田刪前後諸條。故注義不及發厥。厥陰病之眞際。雖不可知推撰次之意。則汪注爲得。

傷寒先厥後發熱。下利必自止。而反汗出。咽中痛者。其喉爲痺。發熱無汗而利。必自止。若不止。必便膿血。便膿血者。其喉不痺。

此與陽明篇二百六條二百七條同一辭氣。殆非仲景語也。大旨謂先厥後發熱者。有兩種不同之病情。汗出喉痺者。爲熱盛於上。（汗出爲向表表與上常互關說詳太陽篇）無汗便膿血者。爲熱盛於下。合三百三十五條三百三十六條觀之。凡厥熱互發之病。厥時必下利。發熱則利止。三百三十五條云。先厥後發熱而利者。必自止。本條云。發熱無汗而利。必自止。句法正同。皆謂下利自止。而利與厥同起。非與熱同起也。咽與喉。古人通稱不別。於痛必稱咽。於痺必稱喉。此因習慣使然。無義例也。汪氏云。余疑此條證。或於發厥之時。過用熱藥。而至於此。學者臨證。宜細辯之。

傷寒一二日至四五日而厥者。必發熱。前熱者後必厥。厥深者熱亦深。厥微者熱亦微。厥應下之。而反發汗者。必口傷爛赤。

趙刻本四五日下無而字。今從玉函成本補。

成氏云。前厥後發熱者。寒極生熱也。前熱後厥者。陽氣內陷也。厥深熱深。厥微熱微。隨陽氣陷之深淺也。熱之伏深。必須下去之。反發汗者。引熱上行。必口傷爛赤。內經曰。火氣內發。上爲口糜。

程氏云。傷寒毋論一二日至四五日。而見厥者。必從發熱得之。熱在前。厥在後。此爲熱厥。不但此也。他證發熱時不復厥。發厥時不復熱。蓋陰陽互爲勝復也。唯此證孤陽（案當云亢陽義較穩）操其勝勢。厥自厥。熱仍熱。厥深則發熱亦深。厥微則發熱亦微。而發熱中兼夾煩渴不下利之裏證。總由陽陷于內。菀其陰於外而不相接也。

元堅云。厥者必發熱。程氏曰厥必從發熱得之。恐不然。軒熙曰。本經必字。多預決定日後之辭。此言爲是。蓋此章言熱伏于內而厥見于外之證。或有前厥者。是熱先鬱裏。後日必熱發于外。或有前熱者。是熱先外達。後日必熱閉于內而厥矣。必發熱後必厥二句。是雙關法。且既言厥當下之。則此厥明屬熱鬱所致。實以外厥之微甚。卜裏熱之淺深也。

淵雷案。此條爲裏熱外厥之證。與前後諸條寒熱勝復者異。所以知者。以云厥應下之。則爲裏熱之厥。非虛寒之厥。若虛寒之厥。則諸四逆厥者不可下之(三百三十四條)矣。諸家注釋。大體粗同。而小節互異。成氏以先熱後厥者爲熱閉于裏。先厥後熱者爲寒勝熱復。程意亦爾。蓋謂始初一二日至四五日皆發熱之日也。成於必發熱三字無解釋。意仍指熱閉于裏耳。然熱閉于裏。不得云發。故程氏易之。謂厥自厥熱仍熱。蓋謂手足厥冷。同時身面發熱也。因之熱亦深。熱亦微。二熱字亦作發熱解。小丹波與成程異。從宋本四五日下無而字。謂一二日至四五日皆發厥之日。且謂熱閉於裏之厥。有先厥後熱者。亦有先熱後厥者。熱閉於裏之厥與寒熱勝復之厥。其情雖異。其熱厥互發則同。當其厥時。身面亦不甚熱。當其熱時。手足亦不復冷。非手足厥而身面熱者。故特舉程注而難之也。以文法論。小丹波之說較允。若論病情。則熱盛之證。其熱顯越於外者。日後不必皆厥。及其熱閉於裏而厥。若不服藥。更無由復發於外耳。又案。熱閉於裏而厥。乃陽明胃家實之證。故云厥應下之。此與後三百五十四條之白虎湯。皆不得爲厥陰病。今以厥證入於厥陰篇。顯然牽湊。益知太陰少陰之外。更無所謂厥陰病也。又案。熱閉於裏之厥證。與裏寒外熱之四逆湯證。實際上所見甚少。故四肢厥冷者。陰證爲多。市醫畏懼溫藥。見四逆證不敢用薑附。乃藉熱深厥深爲口實。恣用寒涼。雖死無悔。想古人下筆時。初不料千百年後流弊至此也。

傷寒病厥五日。熱亦五日。設六日當復厥。不厥者自愈。厥終不過五日。以熱五日。故知自愈。

魏氏云。厥熱各五日。皆設以爲驗之辭。俱不可以日拘。如算法設爲問答。以明其數。使人得較量其虧盈也。喻氏云。厥終不過五日以下三句。卽上句之注脚。

淵雷案。此條大旨。謂先厥後熱之病。熱之日數與厥相當而不再厥者。爲病愈。若再厥。則厥之日數不超過第一次也。厥熱之日數逐漸減少。頗似西醫所謂回歸熱。太炎先生因謂厥陰卽回歸熱矣。回歸熱者。類似瘧疾之傳染病。病原爲一種螺旋體微生蟲。病發時驟起寒戰。熱亦驟高至四十度乃至四十一度。其他證候。與常見之急性傳染病略同。如是持續至四日乃至十一日。汗出熱退。恢復健康狀態。爾後經四日乃至十四日。復寒戰發熱如前。故曰回歸。惟日數漸縮。熱亦漸低。如是回歸三次乃至五次。而病全愈。此病。中國北方及腹地多有之。南方少見。以與厥陰（當云厥熱互發之病爲文便姑稱厥陰）相較。惟往復發熱相似。其他則不似。何則。厥陰熱退則厥。回歸熱熱退時。雖有驟降至常溫下者。少頃自復。並不厥冷。若謂厥陰之厥。本指無熱。非謂厥冷。然次條明云。厥者手足逆冷是也。且有先厥後發熱者。（三百三十八條）若僅僅無熱。何云先厥。此不相似者一也。厥陰厥時多下利。回歸熱發熱時雖有下利者。熱退則利亦止。與厥陰正相反。此不相似者二也。厥陰諸兼證。如發癰膿便膿血喉痺之等。回歸熱俱無之。（回歸熱之脾臟瘍病在腹裏不便膿血古人無由知之）回歸熱最常見之衄血腎炎耳下腺炎等。厥陰亦無之。此不相似者三也。厥陰能食則恐爲除中。厥去熱復則恐爲暴熱來出。下文更有死證三條。其病之危篤可知。回歸熱則豫後概良。苟無併發病。死者不過百之四。此不相似者四也。即非回歸熱。而但依舊注寒熱勝復之說。猶有不可通者。厥陰之厥。惟三百三十九條之熱厥爲可下。其餘諸條。厥時當溫熱時當清。（見提綱小丹波注）是其厥爲眞寒熱亦眞熱也。夫病至眞寒而厥。厥已發熱。則所謂暴熱來出耳。死不旋踵。尚可清之乎。今乃厥熱往復。至三數次而不已。血肉之軀。豈能如此堅靱。吾固謂太陰少陰之外。更無所謂厥陰病。若厥熱互發之病。則匪特未之聞見。亦且太不合理矣。又案經文末二句。似後人注文。

凡厥者。陰陽氣不相順接。便爲厥。厥者。手足逆冷是也。

趙刻本逆冷下更有者字。今從玉函成本刪之。

手足逆冷之故。有因體溫之生成減少。不能傳達四末者。有因體溫放散過速。不及補充者。有因血中水分被奪。血液濃厚。循環不利。體溫因而不得傳達者。此皆寒厥之因。其因仍互相關聯。故寒厥多非單純一因所致。若夫熱厥。則因腹裏有某種急劇病變。氣血內趨。以事救濟。血不外行。因見厥冷耳。此云陰陽氣不相順接。語頗浮泛。山田氏以陰陽爲動脈靜脈。謂循環有一所否塞。則出者不入。入者不出。厥冷於是乎生。脈動於是乎絕。以此釋不相順接。雖似穩帖。然血管非屬平行狀。而爲網狀。一所否塞。固不至厥冷脈絕。若厥冷之故由於循環否塞。則厥冷無有不死者矣。

傷寒脈微而厥。至七八日膚冷。其人躁無暫安時者。此爲藏厥。非蚘厥也。蚘厥者。其人當吐蚘。今病者靜而復時煩者。此爲藏寒。蚘上入其膈。故煩。須臾復止。得食而嘔。又煩者。蚘聞食臭出。其人當自吐蚘。蚘厥者。烏梅丸主之。又主久利。

今。趙刻本作令。今從玉函改。

喻氏云。脈微而厥。則陽氣衰微可知。然未定其爲藏厥蚘厥也。惟膚冷而躁無暫安時。乃爲藏厥。用四逆湯及灸法。其厥不回者死。張氏纘論云。藏厥用附子理中湯及灸法。其厥不回者死。

希哲云。此爲藏寒蚘上入其膈故煩十一字爲一句。爲字去聲。藏寒者胃寒也。古書有指府爲藏者。不可拘泥也。

柯氏云。藏厥蚘厥。細辨在煩躁。藏寒（案此指藏厥之裏寒非斥經文之藏寒）則躁而不煩。內熱則煩而不躁。其人靜而時煩。與躁而無暫安者迴殊矣。此與氣上撞心。心中疼熱。饑不能食。食卽吐蚘者。互文以見意也。看厥陰諸證。與本方相符。下之利不止。與又主久利句合。則烏梅丸爲厥陰主方。非只爲蚘厥之劑矣。

淵雷案。此條以藏厥蚘厥相對爲說。而辨其異。烏梅丸但治蚘厥。則蚘厥爲主。藏厥爲賓。藏厥猶是少陰病之劇者。蚘厥則是消化器之寄生蟲病。二病迴殊。而經旨似皆以爲厥陰。然則所謂厥陰病者。明是雜湊成篇。吾故曰。少陰太陰之外。更無厥陰也。蚘字俗作蛔。爲人體內最大之寄生蟲。國人患此者甚多。通常無顯著之證候。惟小兒多顯胃腸病證。或痙攣驚厥。疑蚘厥亦小兒之病也。蚘卵雜人屎中。農圃以爲糞。卵遂附著於蔬菜莖葉間。人誤食之。卵入小腸而被吸收。經循環系而入於肺泡。上出氣管。自喉入咽。復至小腸。乃漸發育成蟲。成蟲後居於小腸上段。自一二頭至數十百頭不等。至其遊走。則無定處。若腸壁有病。有穿至腹膜腔者。在消化管中。或羣集於輸膽管附近。令發生黃疸。或大羣成團。充塞腸管。令人吐糞。或上入胃中。更上出咽頭。入耳咽管而至外耳道。或棲喉中。令人氣塞。或入枝氣管。令發肺壞疽。若是者。皆足致命。但少耳。其在胃。或被嘔出。在咽頭。或被取出。此卽所謂蚘上入其膈而吐蚘者也。惟蚘之上入其膈。未必是胃寒。煩而吐蚘。亦未必是蚘聞食臭出。特因蚘而厥。其胃腸固無有不寒耳。

烏梅丸方

烏梅三百枚　細辛六兩　乾薑十兩　黃連十六兩　當歸四兩

附子六兩炮去皮　蜀椒四兩出汗　桂枝去皮六兩　人參六兩　黃蘗六兩

右十味。異擣篩。合治之。以苦酒漬烏梅一宿。去核。蒸之五斗米下。飯熟。擣成泥。和藥令相得。內臼中。與蜜杵二千下。丸如梧桐子大。先食飲服十丸。日三服。稍加至二十丸。禁生冷滑物臭食等。

附子六兩。方周魏吳本並作六枚。

千金方云。治冷痢久下。烏梅丸。卽本方黃連作十兩。黃蘗下注云。一方用麥蘗。

聖濟總錄云。烏梅丸。治產後冷熱利。久下不止。

內科摘要云。烏梅丸。治胃府發欬。欬甚而嘔。嘔甚則長蟲出。

雉間煥云。反胃之症。世醫難其治。此方速治之。實奇劑也。

百疢一貫云。烏梅圓煎劑亦效。蚘或因藏寒。或因熱病。病至末傳吐蚘者。多死。此證後世用理中安蚘湯。理中湯去甘草加茯苓蜀椒烏梅　古方則用烏梅圓。

方函口訣云。厥陰多寒熱錯雜之證。除茯苓四逆湯吳茱萸湯外。汎用此方而奏效者多故。別無蚘蟲之候。但胸際略痛者。亦用之。又反胃之壞證。以半夏乾薑人參丸料送下此方。奇效。又能治久下利。

內臺方議云。蚘厥者乃多死也。其人陽氣虛微。正元衰敗。則飲食之物不化精。反化而爲蚘蟲也。案此與腐草爲螢等說同一謬誤 蚘爲陰蟲。故知陽微而陰勝。陰勝則四肢多厥也。若病者時煩時靜。得食而嘔。或口常吐苦水。時又吐蚘者。乃蚘證也。又腹痛脈反浮大者。亦蚘證也。案此是經驗之談 有此當急治。不治殺人。故用烏梅爲君。其味酸。能勝蚘。以川椒細辛爲臣。辛以殺蟲。以乾薑桂枝附子爲佐。以勝寒氣而溫其中。以黃連黃柏之苦。以安蚘。以人參當歸之甘而補緩其中。各爲使。且此蚘蟲爲患。爲難比寸白等劇用下殺之劑。故得勝制之方也。淵雷案。此方用藥煩雜。附子作兩不作枚。故劉棟山田謂非仲景方。然試用輒效。未可廢矣。古方有極煩雜者。千金所載甚多。疑其故作周詳。以求中病。未必每味皆對主證。後人輒以君臣佐使爲解。如許氏之說本方。殆未必得立方之意也。寸白卽蟯蟲。細長如線。其主證爲肛門作痒。

或入婦人陰道中。治寸白。多用黑錫灰胡粉狠牙等有毒之品。故許氏云爾。

傷寒熱少厥微。指（一作稍）頭寒。嘿嘿不欲食。煩躁。數日。小便利。色白者。此熱除也。欲得食。其病爲愈。若厥而嘔。胸脅煩滿者。其後必便血。

厥微。趙刻本作微厥。今從玉函成本改。指。千金翼作稍。

程氏云。熱既少。厥微。而僅指頭寒。雖屬熱厥之輕者。然熱與厥並現。實與厥微熱亦微者同爲熱厥之例。故陰陽勝復。難以揣摩。但以嘿嘿不欲食煩躁。定爲陽勝。（不欲食似屬寒以煩躁知其熱）小便利色白。欲得食。定爲陰復。蓋陰陽不甚在熱厥上顯出者。如此證熱雖少而厥。則不僅指頭寒。且不但嘿嘿不欲食。而加之嘔。不但煩躁。而加之胸脇滿。則自是厥深熱亦深之證也。微陰當不能自復。必須下之。而以破陽行陰爲事矣。苟不知此。而議救於便血之後。不已晚乎。此條下半截曰。小便利。色白。則上半截小便短色赤可知。是題中二眼目。嘿嘿不欲食。欲得食。是二眼目。胸脅滿煩躁。與熱除。是二眼目。熱字包有煩躁等證。非專指發熱之熱也。

淵雷案。此條亦非仲景文字。程注雖順文穩帖。然病不經見。終不能無疑。

病者手足厥冷。言我不結胸。小腹滿。按之痛者。此冷結在膀胱關元也。

金鑑云。論中有小腹滿。按之痛。小便自利者。是血結膀胱證。百三十一條 百三十三條 小便不利者。是水結膀胱證。同上 手足熱。小便赤澀者。是熱結膀胱證。無明文 此則手足冷。小便數而白。知是冷結膀胱證也。

程氏云。發厥雖不結胸。而小腹滿實作痛結。則似乎可下。然下焦之結多冷。不比上焦之結多熱也。況手足厥。上焦不結。惟結膀胱關元之處。故曰冷結也。錢氏云。關元者。任脈穴也。在臍下三寸。亦穴之在小腹者。總指小腹滿痛而言。故謂冷結在膀胱關元也。

淵雷案。言我不結胸一句。頗突兀。山田改爲言我不厥冷。引金匱病人腹不滿。其人言我滿。爲徵。此於文法雖順。於事實仍未覈。蓋腹滿有自覺而不形諸外者。厥冷則不當不自覺也。總病論刪此句。似是。山田又謂關元上當有當灸二字。云。後三百五十三條云。傷寒脈促。手足厥逆者。可灸之。三百六十六條亦云。下利手足厥冷。無脈者。灸之。甲乙經云。關元在臍下三寸。刺入二寸。留七呼。灸七壯。又云。胞轉小腹滿。關元主之。又云。奔豚寒氣入小腹。時欲嘔。關元主之。合而考之。脫簡無疑。又金匱云。婦人懷娠六七月。小腹如扇。子藏開故也。當以附子湯溫其藏。此證亦當用附子四逆輩。

傷寒發熱四日。厥反三日。復熱四日。厥少熱多者。其病當愈。四日至七日。熱不除者。必便膿血。

成本必上有其後二字。此以熱多於厥。僅一日。兩次皆爾。明陽氣稍勝。爲欲愈。若熱之日過多。則便膿血。與三百三十六條發癰膿同意。

傷寒厥四日。熱反三日。復厥五日。其病爲進。寒多熱少。陽氣退。故爲進也。

此與前條相對爲說。明陽縮而陰漸勝者爲病進。故喻氏程氏魏氏金鑑皆接前條爲一條矣。世固未必有此等病。然可見陽氣之消長。疾病之進退繫焉。死生之本根別焉俚醫不識病之寒熱壹是用寒涼攻伐惟恐陽氣之不消何也。

傷寒六七日脈微手足厥冷煩躁灸厥陰厥不還者死。

脈微。千金翼作其脈數。

金鑑云。此詳申厥陰藏厥之重證也。雖用茱萸附子四逆等湯。恐緩不及事。惟當灸厥陰。以通其陽。如手足厥冷過時不還。是陽已亡也。故死。

汪引常器之云。可灸太衝穴。以太衝二穴爲足厥陰脈之所注。穴在足大指下後二寸或一寸半陷中。可灸三壯。又引武陵陳氏云。灸厥陰如關元氣海之類。丹波氏云。今驗氣海關元爲得矣。

淵雷案。脈微厥冷煩躁。乃亡陽急證。湯藥常不及救。灸法或可濟急。固不必問其是否厥陰也。氣海在臍下一寸五分。關元在臍下三寸。皆中行任脈之穴。

傷寒發熱。下利厥逆。躁不得臥者死。

山田氏云。此卽陰證之極。裏寒外熱之證。淵雷案。謂身面熱。手足冷。下利而躁者。

是所謂陽離於上。陰決於下。故不可生也。

傷寒發熱。下利至甚。厥不止者死。

玉函無此條。山田氏云。不止者。以服藥無效言。淵雷案。此與前條同。但下利更甚而不言躁耳。以臆測之。此等病。殆無有不躁者。

傷寒六七日不利。便發熱而利。其人汗出不止者死。有陰無陽故也。

玉函。不利作不便利。便作忽。

六七日不利。蓋手足厥冷而不下利也。六七日後。忽發熱下利。汗出不止。則爲急變亡陽。故死。山田氏云。不利便。當作小便不利。有陰無陽故也六字。係後人之言。案不利二字不辭。玉函作不便利。亦未馴順。故山田破讀以改之。然此證小便不利。似無關宏旨。其說難從。

張氏直解引王元成云。厥陰病發熱不死。此三節發熱亦死者。首節在躁不得臥。次節在厥不止。三節在汗出不止。淵雷案。前輩以爲篇中皆論厥熱互發之病。則王氏之說自佳。然世無厥熱互發之病。斷章取義。則此三條者。皆頭面熱手足冷之格陽證也。

傷寒五六日不結胸。腹濡。脈虛。復厥者。不可下。此爲亡血。下之死。

趙刻本奪爲字。今據玉函成本補。

軒邨寧熙云。照前病者手足厥冷條。（三百四十四條有小腹滿之文）濡當作滿。字之誤也。果是腹濡。則其不可下。誠不俟言。此證使人疑誤處。正在虛燥腹滿。所以致禁也。（元堅述義引）淵雷案。程氏亦改濡作滿。是也。此指血燥津傷便祕。且厥者。宜地黃當歸附子同用。

發熱而厥。七日下利者。爲難治。

玉函千金翼條首並有傷寒二字。案此條亦非仲景語。若謂先發熱後厥七日。當無此種病。若謂身熱肢厥七日。則不下利已難治。今加下利。有死而已。尚何難治之足云。

傷寒脈促。手足厥逆者。可灸之。（促一作縱）

趙刻本奪者字。今據玉函成本全書補。

喻氏云。傷寒脈促。則陽氣跼蹐可知。更加手足厥逆。其陽必爲陰所格拒而不能返。故宜灸以通其陽也。丹波氏云。汪引常器之云灸太衝穴。未知是否。

傷寒脈滑而厥者。裏有熱也。白虎湯主之。

趙刻本無也字。今據玉函成本全書補。發祕云。厥逆脈沈微者。爲寒。用四逆。脈滑大者爲熱。用白虎。金鑑云。傷寒脈微細。身無熱。小便清白而厥者。是寒虛厥也。當溫之。脈乍緊。身無熱。胸滿而煩。厥者。是寒實厥也。當吐之。脈實大。小便閉。腹滿鞕痛而厥者。熱實厥也。當下之。今脈滑而厥。滑爲陽脈。裏熱可知。是熱厥也。然內無腹滿痛不大便之證。是雖有熱而裏未實。不可下而可淸。故以白虎湯主之。

張氏宗印云。此章因厥故。復列於厥陰篇中。亦非厥陰之本病也。

活人書云。熱厥者。初中病必身熱頭痛。外別有陽證。至二三日乃至四五日。方發厥。其熱厥者。厥至半日卻身熱。蓋熱氣深則方能發厥。須在二三日後也。若微厥卽發熱者。熱微故也。其脈雖沈伏。按之而滑。爲裏有熱。其人或畏熱。或飲水。或揚手擲足。煩躁不得眠。大便祕。小便赤。外證多昏憒者。知其熱厥。白虎湯。又有下證悉具而見四逆者。是失下後血氣不通。四肢便厥。醫人不識。卻疑是陰厥。復進熱藥。禍如反掌。大柢熱厥。須脈沈伏而滑。頭上有汗。其手雖冷。時復指爪溫。便須用承氣湯下之。不可拘忌也。淵雷案。脈滑者。淺層動脈之血行甚暢。例不當厥。朱氏補出沈伏。始合病理。此非經驗者不能道也。

手足厥寒。脈細欲絕者。當歸四逆湯主之。

脈細欲絕者。玉函千金翼並作脈爲之細絕。

手足厥寒。脈細欲絕。則四逆湯爲正方。今當歸四逆湯。雖以四逆名。其方乃桂枝湯去生薑。加當歸細辛通草。故前賢多疑之。錢氏柯氏以爲四逆湯中加當歸。如茯苓四逆湯之例。今案本方方意。實爲肌表活血之劑。血被外寒凝束。令手足厥寒。脈細欲絕。初非陽虛所致。東醫以本方治凍瘡。大得效驗。可以見其活血之功焉。

和久田氏云。此平素氣虛之人。外邪襲入在於心胸。正氣爲之抑壓。四肢厥逆。脈細欲絕者。以此方排心胸間之寒邪。導下水氣。舒暢正氣。則厥寒復溫。脈帶陽氣而愈矣。其與三味四逆湯之別。彼既在內有下利淸穀之證。故於四肢稱厥冷。冷者屬內之詞。此云厥寒。寒者外來之氣。屬外之詞。此證在心胸間而腹內無變。故變文書厥寒。示其異也。淵雷案。邪襲心胸之說太武斷。不可從。厥冷與厥寒字例不必爾。以釋本方與三味四逆湯之異。恰甚穩帖。

當歸四逆湯方

當歸三兩　桂枝三兩去皮　芍藥三兩　細辛三兩

甘草二兩炙　通草二兩　大棗二十五枚擘一法十二枚

右七味。以水八升。煑取三升。去滓。溫服一升。日三服。

細辛三兩。玉函作一兩。

本論不可下篇云。下利脈大者。虛也。以其強下之故也。設脈浮革。因爾腸鳴者。屬當歸四逆湯主之。

傷寒六書云。少陰病但厥無汗而強發之。必動其血。或從口鼻耳目中出。名下厥上竭。爲難治。（二百九十八條）又咽喉閉塞者。不可發汗。發汗則吐血。氣欲絕。手足厥冷。踡臥不能自溫。又脈弱者不可發汗。發之則寒慄不能自還。（並不可發汗篇）並當歸四逆湯主之。淵雷案。陶氏之主療未必對。然以本方爲理血之劑。固有所見矣。

方輿輗云。當歸四逆湯。用於純血痢。但下血便者。傷寒下血。雖爲惡候。（案蓋指腸出血也）然與痢疾下血不同。以此湯愈之。

百疢一貫云。休息痢來自疝者。當歸四逆湯所主也。黑便與血交下者。當歸四逆湯有效。五更瀉。當歸四逆眞武所主也。用此二方不效者。死證也。

餐英館治療雜話云。此方證。以熱手按其腹。則發蛙鳴。又病人自覺腹中或左或右有冷處。或自腰至股。或一體一足覺冷者。用此方之標準也。此等病有歷五年十年之久而不愈者。時發時止。雖形體起居不衰。已難操業謀生矣。

類聚方廣義云。當歸四逆湯。治疝家發熱惡寒。腰腹攣痛。腰脚拘急。手足寒。小便不利者。兼用消塊。

又云。治婦人血氣痛。腰腹拘攣者。

又云。治經水不調。腹中攣急。四肢酸痛。或一身習習如蟲行。每日頭痛者。

方函口訣云。此方雖爲治厥陰表寒厥冷之藥。然本是桂枝湯之變方。凡桂枝湯證而血分閉塞者。用之有效。故先哲不僅治厥陰。凡寒熱勝復之手足冷。亦用之云。又加吳茱萸生薑湯。爲後世疝積之套劑。陰㿗（湯本云鼠蹊赫尼亞也）之輕者。亦用此方。

和久田氏云。本方證。腹皮拘攣。似桂枝加芍藥湯小建中湯之腹狀。且有左臍傍天樞（穴名在臍傍各二寸）上下攣痛者。又似當歸芍藥散當歸建中湯之證。凡於上述之少腹腰間有結聚。而手足冷。脈微細無力者。當歸四逆湯證也。案此方。卽桂枝湯方中去生薑代細辛。更加當歸通草。增大棗。蓋下焦寒氣上迫心下。正氣爲之抑塞。不充肌表。不及四肢。故血脈澀滯。不復作駃流之勢。細辛能散中焦冷氣。排除抑塞胃口之水氣。通草能引其水。利小便而通關節。以導陽氣。餘則和血脈而滋達正氣。觀於桂枝湯而可知也。但以當歸爲主。和以芍甘二味。亦能解腹中之結血攣引。

續建殊錄云。浪華道修街。清兵衞者之僕。年十餘歲。有寒疾。初服藥二三日。發汗不解。熱反倍於前日。眼中赤。短氣躁煩。手足厥冷。大便祕澀。衆醫皆以爲元氣虛。曰非參附白朮等。無以補其虛也。因與理中湯。得湯疾彌進。因求治於先生。診之曰。此所謂厥陰證。血氣內迫所致也。乃與桃仁承氣湯。其翌下利如傾盆。續服數帖。爾後厥冷甚。殆如將死者。更與當歸四逆湯。厥冷卽愈。再用前方。疾全愈。

清川玄道（溫知醫談作織田貫）云。凍瘡（原書作凍風）治法。未見有神效者。余壯年西遊時。訪古田玄道翁於遠州見付驛。翁篤信仲景氏之方法。傷寒無論。已至於雜病。亦但以金匱傷寒論爲規矩。見翁治凍瘡。用當歸四逆湯。奏效奇速。余尋其所以。翁曰。傷寒論厥陰篇云手足厥寒。脈細欲絕者當歸四逆湯主之。余因大有所得。別後殆三十餘年。每於凍瘡用此方。必見效。庚辰二月。數寄屋町綢布商上總屋吉兵衞之妻。年三十許。左足拇指中指紫黑潰爛。腫自趺上及脚膝。寒熱煩疼。晝夜苦楚。不得寢食。一醫誤認爲脫疽之類。症種種施治而無效。主人倉皇邀余。余問舊年曾患凍瘡否。曰多年有之。余曰。是決非脫疽之類。卽凍瘡也。全由誤治而致此。乃與當歸四逆湯。外貼破敵中黃膏等。一月餘而全愈。此凍瘡之最重者。若平常紫斑痒痛。用前方四五帖。卽時奏效。捷於桴鼓。眞神方也。淵雷案古田誠深思妙悟。然藥證互參。不難得之於言外。蓋當歸四逆湯明是肌表調血之劑。於是知手足厥寒脈細欲絕云者。謂手足因寒冷所迫。使血脈細澀欲絕。脈蓋通指血脈。不必斥寸口脈搏也。凍瘡多在手足。其原因無非外寒凝血。治以本方。誠心安理得哉。

若其人內有久寒者。宜當歸四逆加吳茱萸生薑湯。

此承上條而言。謂手足厥寒。脈細欲絕。其人復內有久寒也。久寒。指停痰宿水之類。論中稱水飲爲寒者。不一而足。久寒。言其因。其證則嘔吐上逆。從吳茰生薑之藥效。可知也。

當歸四逆加吳茱萸生薑湯方

當歸三兩　芍藥三兩　甘草二兩炙　通草二兩　桂枝三兩去皮

細辛三兩　生薑半斤切　吳茱萸二升　大棗二十五枚擘

右九味。以水六升。清酒六升。和煑取五升。去滓。溫分五服。一方水酒各四升

玉函千金翼。吳茱萸並作二兩。並用水酒各四升。

千金方云。四逆湯。即本方　主霍亂多寒。手足厥冷脈絕。

嚴氏濟生方云。通脈四逆湯。即本方加附子　治霍亂多寒。肉冷脈絕。

方輿輗云。內有久寒者。在男子爲疝瘕。在婦人爲帶下之類是也。此病痛引臍腹腰胯者。此湯甚良。戴氏證治要訣載此方曰。治陰癩大如斗。諸藥不能效者。余謂此可以療一應疝瘕耳。若癩既大。猶蚍蜉撼大樹。豈此方所能敵哉。

類聚方廣義云。治當歸四逆湯證。而胸滿嘔吐。腹痛劇者。

又云。治產婦惡露綿延不止。身熱頭痛。腹中冷痛。嘔而微利。腰脚痠痲。或微腫者。

和久田氏云。此條但言久寒。不詳其證。或指吐利爲說。今余之實驗。或宿飲滯於中焦。成吐酸吞酸等證。或冷氣衝逆。迫心下。攻胸脇。令乾嘔吐涎沫。或腹痛。或吐利。或轉筋。婦人積冷血滯。經水短少。腹中拘攣。時迫心下。脇下。肩背强急。頭項重痛之類。概爲久寒所致。苟審其脈證。得手足寒脈微細者。用本方無有不效。不僅吐利一證已也。蓋吳茱萸生薑細辛。戮力以排胸膈之停飲宿水。豁胃口。散冷氣。下衝逆。以成其利用也。

又云。湖南老翁僑居浪華堂州之日。一夕患轉筋。其證胸腹拘急。背膊强。頭腦痛。口舌乾燥。試弄舌濡脣。則忽轉筋。脈直（案謂舌强也）欲死。令門生傍侍者處方。作桂枝加芍藥湯。或栝樓桂枝湯以進。無寸效。因服鷄屎白二錢。亦無效。近鄰有湯村生者。招令來診。生曰。脈濇轉筋。可用當歸四逆加吳茱萸生薑湯。其口舌乾燥者。因舌筋轉戾。血分動而津液少。不可以爲熱候也。乃作本劑服之。且加鍼治。病勢頗減。續服一晝夜。翌夕竟病愈復常。翁大稱湯村生之偉效。以語予。因附記其事。備參考云。

續建殊錄云。京師三條賈人近江屋某者之僕。一日患頭痛。如感冒狀。及次日。譫語煩躁不得眠。其翌周身厥冷。於是求治於先生。診之。脈微細欲絕。眼中赤。四肢强直。口不能語言而嘔。乃與當歸四逆加吳茱萸生薑湯。食頃嘔止。諸證稍差。但心下如石鞕。按之則痛。不欲觸手。因更與桃仁承氣湯一帖。大便快通。鞕痛頓除。於是復與前方。數日而全瘳。

又云。一丈夫惡寒身熱而嘔。腰痛。口乾燥。一日振寒發熱。汗出而渴。如瘧狀。朝發夕發。夜又發。脈緩而惡寒。爾後嘔止。身熱腰痛口乾燥如故。五六日。振寒再發。其狀如初。則與當歸四逆加吳茱萸生薑湯。諸證少退。經八九日。發懸癰。痛不可忍。與大黃牡丹皮湯。濃潰數日而愈。

又云。一男子。初患頭痛惡寒。手足隋痛。乾嘔不能食。至四五日。手足寒。喘急息迫。一身冷汗出。下利日四五行。脈微細而欲寐。則與當歸四逆加吳茱萸生薑湯。服之旬餘。諸證悉瘉。

又云。一男子。惡寒身熱頭痛。四肢惰痛。恍惚如夢。微渴微嘔。胸肋攣急。胸下引痛。欬嗽吐痰血。則處之以當歸四逆加吳茱萸生薑湯。兼用解毒散。服之。諸證得全愈。

成蹟錄云。一男子。寒熱六七日。譫語不大便。至八九日。昏冒不能言。舌上黑。腹鞕滿。按之痛不可忍。乾嘔食不下。四肢疼痛。不得屈伸。先生診之。與以當歸四逆加吳茱萸生薑湯。兼用桃仁承氣湯。大便快利。大下黑物。黑胎去。神氣復。諸證乃已。

又云。一丈夫患疫。四肢惰痛。身熱惡風。乾嘔不能食。頭汗出。腹攣急。按之痛。先生與當歸四逆加吳茱萸生薑湯。經五六日。不大便。小便日夜僅一行。三四合許。譫語煩悶。喘欬潮熱。心下鞕滿。舌上黑胎。於是與大柴胡加芒消湯。遂得全治。

橘窗書影云。御書院番清野助右衛門之女。年十九。患傷寒。尼崎醫員高井玄益療之。十餘日。精神恍惚。舌上無胎而乾燥。絕食五六日。四肢微冷。脈沈細。按其腹。自心下至臍傍左邊拘急。重按如有痛者。血氣枯燥。宛如死人。余以爲厥陰久寒之證。與當歸四逆加吳茱萸生薑附子湯。服之一日夜。心下大緩。始啜粥飲。三日而精神明了。始終服一方。其人全愈。玄益他日會余。詢問此治法。余笑曰。是卽本之時還讀我書錄小川雄齋之案。非別有所發明也。然古方之妙。不可思議如此。

又云。川路左衛門尉之妻。數年患頭痛。發則吐苦清水。藥食不下咽。苦惱二三日。頭痛自止。飲啖忽如故。如此者一月二三次。青木春岱與伊藤玄朴交治。更無驗。余診之曰。濁飲上逆之頭痛也。飲畜則發。飲涌（案謂吐出也）則止。所以有休作。宜制其飲。與當歸四逆加吳茱萸生薑湯。兼用半硫丸。服之一月。病不復發。迄今二三年間。積年之頭痛竟痊。川路氏深服余說。

大汗出。熱不去。內拘急。四肢疼。又下利。厥逆而惡寒者。四逆湯主之。

千金翼無內字。又作若。脈經無又字。

大汗出則體溫放散。身熱當去。今熱不去。明其熱是格陽之熱。熱在頭面。下文云厥逆。知手足不熱也。內拘急。舊注皆謂腹內拘急。驗之病者。四逆證腹內拘急者甚少。惟方氏謂亡津液而骨節不利。意指四肢拘急。則霍亂四逆證常見之。所謂轉筋者是也。山田氏云。此證而脈微欲絕者。通脈四逆湯所主。

大汗若大下利而厥冷者。四逆湯主之。

成氏云。大汗大下利。內外雖殊。其亡津液損陽氣則一也。陽虛陰勝。故生厥逆。與四逆湯固陽退陰。

玉函經此下復有兩條。一條云。表熱裏寒者。脈雖沈而遲。手足微厥。下利清穀。此裏寒也。所以陰證亦有發熱者。此表熱也。又一條云。表寒裏熱者。脈必滑。身厥舌乾也。所以少陰惡寒而踡。此表寒也。時時自煩。不欲厚衣。此裏熱也。案兩條皆非仲景辭氣。

病人手足厥冷。脈乍緊者。邪結在胸中。心下滿而煩。飢不能食者。病在胸中。當須吐之。宜瓜蒂散。

辨可吐篇。乍緊作乍結。千金翼同。

此條一方兩證。邪結在胸中以上為一證。胸中蓋指胃病毒驟結於胃。氣血奔集胸中。不復達於四末。故手足為之厥冷。舊說所謂胸中陽氣為邪所遏。不能外達四肢金鑑山田者也。乍緊作乍結為是。參看第五卷瓜蒂散條生生堂治驗第三案亦因血循環偏集於胸中。故橈骨動脈為之歇止。平素不結。忽然而結。故曰乍結。與炙甘草湯之漸結久結者不同。厥冷脈結。皆病勢急驟所致。邪結之結字可味。此證與少陰篇三百二十八條頗同。但較急耳。心下滿以下為又一證。其病頗緩而寒實則一。所謂寒實者痰飲也。胃中黏液過多。故滿而煩。胃有消化工作之習慣。當其應工作時而不得食。則飢。飢非榮養缺乏。乃胃之習慣使然。故平人飢時吞嚥非榮養物。如紙團土塊等。其飢亦止。此證胃中既有黏液而仍飢者。以黏液非紙團土塊之比。不足以療飢故也。然黏液既充滿胃腔。則雖飢不能食矣。

張氏宗印云。曰病人者。非厥陰之爲病。而亦非外受之寒邪也。以手足厥冷。故列於厥陰篇中。

傷寒厥而心下悸者。宜先治水。當服茯苓甘草湯。卻治其厥。不爾。水漬入胃。必作利也。

趙刻本奪者字。今據玉函成本全書補。服。玉函作與。

金鑑云。此先水後厥之治也。蓋停水者必小便不利。若不如是治之。則所停之水漬入胃中。必作利也。此證雖不曰小便不利。而小便不利之意自在。若小便利。則水不停。而厥悸屬陰寒矣。豈宜發表利水耶。

山田氏云。悸乃停水所致。其人小便必不利。觀小柴胡條。可以見矣。（案百條云或心下悸小便不利）是以不先與茯苓甘艸湯以治其水。則停水漬入大腸中。必作下利。水漬入胃之胃字。當爲腸字解之。如胃中有燥屎。亦然。其實腸胃一府。唯就其廣狹大細。以殊其名已。

淵雷案。卻治其厥。補亡論郭雍用四逆湯。此蓋寒厥之輕者。故先治水。後治厥耳。若四逆證急。殆無先與茯苓甘草之理。山田以為此條承上條而言。治厥當用瓜蔕散。此殆不然。瓜蔕涌吐。則胃中之水與黏液俱去。何必先用茯苓甘草耶。

傷寒六七日。大下後。寸脈沈而遲。手足厥逆。下部脈不至。喉咽不利。唾膿血。泄利不止者。為難治。麻黃升麻湯主之。

千金翼無寸字。玉函無而字。喉咽作咽喉。成本同。

麻黃升麻湯方

麻黃二兩半去節　升麻一兩一分　當歸一兩一分　知母十八銖　黃芩十八銖
萎蕤十八銖作菖蒲　芍藥六銖　天門冬六銖去心　桂枝六銖　茯苓六銖
甘草六銖炙　石膏六銖碎綿裹　白朮六銖　乾薑六銖

右十四味。以水一斗。先煮麻黃一兩沸。去上沫。內諸藥。煮取三升。去滓。

分溫三服。相去如炊三斗米頃。令盡。汗出愈。

玉函千金翼升麻當歸並作一兩六銖。天門冬並作麥門冬。案漢晉以二十四銖爲兩。唐人以四分爲兩。故唐之一分。卽漢晉之六銖。其量本同。然一方之中有銖有分。攙改之迹顯然矣。

柯氏云。麻黃升麻湯。其方味數多而分兩輕。重汗散而畏溫補。乃後世粗工之伎。必非仲景方也。此證此脈。急用參附以回陽。尙恐不救。以治陽實之品。治亡陽之證。是操戈下石矣。敢望其汗出而愈哉。絕汗出而死。是爲可必。仍附其方。以俟識者。丹波氏云。此條證方不對。註家皆以爲陰陽錯雜之證。回護調停。爲之詮釋。而柯氏斷然爲非仲景眞方。可謂千古卓見矣。山田氏云。此條論與方。俱後人之所攙。非乎仲景氏之言。故今删之。

傷寒選錄云。此藥之大者。若瘟毒瘴利。表裏不分。毒邪沈熾。或欬或膿或血者。宜前藥。淵雷案。此不過依附本條之證而爲之說。非經效之事實。姑錄之以待驗。又案外臺第一卷亦載此方引小品注云。此張仲景傷寒論方。是此方出於六朝以前。

傷寒四五日。腹中痛。若轉氣下趣少腹者。此欲自利也。

趣。成本作趨。案趨者正字。趣者假借字。趨。走也。趣之本義。疾也。

山田氏云。俚語有之。腹鳴者必下。蓋喻之於事之必有前兆而言。乃此條之意。百六十五條生薑瀉心證曰。脇下有水氣。腹中雷鳴。下利。同是有水而雷鳴也。金匱曰。腹中寒氣。雷鳴切痛。附子粳米湯主之。此條證亦宜用粳米湯。不可用生薑瀉心湯。何也。水則一也。證則有痛不痛之別也。淵雷案。腹痛轉氣下趣。欲自利。亦有理中湯黃連湯等證。不必悉屬附子粳米湯。附子粳米湯方。附子半夏粳米甘草大棗。出金匱腹滿寒疝宿食篇。又案此條似無深意。腹痛而轉氣下趣。其將自利。不問可知。何待告語耶。

傷寒本自寒下。醫復吐下之。寒格更逆吐下。若食入口即吐。乾薑黃芩黃

連人參湯主之。

醫復吐下之。玉函成本全書千金翼。並作醫復吐之。無下字。玉函卽吐下有者字。此條寒下字。（王肯堂以爲吐下）寒格更逆字。皆不可解。必有譌奪。惟食入口卽吐一句。爲本方之證候。凡朝食暮吐者。責其胃寒。食入卽吐者。責其胃熱。胃熱。故用芩連。本方證。胃雖熱而腸則寒。故芩連與乾薑並用。以其上熱下寒。故入之厥陰篇。然自來註家。皆不敢指本證爲厥陰病。蓋舊說以烏梅丸爲厥陰主方。本方殊與烏梅丸不類故也。證候用法。當從方後所引諸家之說。

乾薑黃芩黃連人參湯方

乾薑　黃芩　黃連　人參（各三兩）

右四味。以水六升。煑取二升。去滓。分溫再服。

保幼大全云。四味人參湯。（卽本方）治傷寒脈遲。胃冷嘔吐。

黃仲理云。翻胃之初。亦可用。止逆而和中也。

柯氏云。凡嘔家夾熱者。不利於香砂桔半。服此方而晏如。

方極云。乾薑黃連黃芩人參湯。治心煩。心下痞鞕。嘔吐者。類聚方云。此方主心中煩悸。及心下痞鞕而吐下者也。

方機云。治下利心煩。食入口卽吐者。下利。心下痞鞕。乾嘔者。俱兼用紫圓。

雉間煥云。胃反者主之。

類聚方廣義云。治胃反。心胸鬱熱。心下痞鞕。或嘈雜者。兼用消塊丸。又云。骨蒸勞熱。心胸煩悶。欬嗽乾嘔。或下利者。宜此方。

方函口訣云。此方治膈有熱。吐逆不受食者。與半夏生薑諸止嘔吐藥無寸效者。有特效。又治禁口痢。

柯氏云。傷寒吐下後。食入口卽吐。此寒邪格熱於上焦也。雖不痞鞕。（案用人參當有痞鞕）而病本於心。（案謂心下實卽胃也）故用瀉心之半。調其寒熱。以至和平。去生薑半夏者。心下無水氣也。不用甘草大棗者。嘔不宜甘也。

成蹟錄云。道修街一賈人之兒。年甫七歲。恍然失人事。煩悶不語。急請先生。往診之。直視胸滿。心下痞鞕。身熱殊甚。先生曰。此俗所謂蟲熱者。血氣聚於心胸故也。乃作乾薑黃連黃芩人參湯。及黃連解毒散。一日夜迭進六貼。兒能服之。二日而病愈。

又云。一小兒十餘歲。夏月不大便十餘日。終則煩悶不語。一醫以為暍病。與白虎湯。一醫以為外邪。與發表劑。皆無效。請先生診之。胸滿太甚。腹中虛軟。但胸腹熱如烙。他處無熱。舌上微黃而無苔。問曰。胸滿幾日矣。家人曰。不過三日。先生曰。此病非有外襲。乃血氣由內上迫使然。凡內發之病。初多吐下。家人曰。實然。乃與乾薑黃連黃芩人參湯。兼用解毒散。服之二日。大便一行。煩悶止。更與紫圓少許。復與前方如故。遂全愈。

下利有微熱而渴。脈弱者。今自愈。

玉函無今字。是此條殆非仲景語。揣其意。蓋謂病輕而脈證不乖張。有自愈之趨勢耳。然未可斷其不藥必愈也。

王履溯洄集云。六經病篇。必非叔和所能贊辭也。但厥陰經中下利嘔噦諸條。卻是叔和因其有厥逆而附。遂併無厥逆而同類者。亦附之耳。

下利脈數。有微熱汗出。今自愈。設復緊。爲未解。一云設脈浮復緊

今玉函千金翼並作者。屬上句讀。是此條當是葛根湯證。故微熱汗出者愈。若復緊。則汗不得出。仍須服葛根湯。故爲未解。

山田氏云。右二條係後人之言。當刪之。

下利。手足厥冷。無脈者。灸之不溫。若脈不還。反微喘者。死。

汪氏云。此條仲景不言當灸何穴。常器之云。當灸關元氣海二穴。錢氏云。微喘乃陽氣已絕。其未盡之虛陽。隨呼吸而上脫。其氣有出無入。故似喘非喘而死矣。山田氏云。此乃白通加猪膽汁湯證。淵雷案。讀當灸之句絕。灸後若手足溫而脈還者。病尚可治。意在言外。錢氏謂眞陽已竭。已成死證。故雖灸之亦不溫。則是死證

已定。灸之爲多事矣。非也。此證當外灸關元氣海。內服白通加猪膽汁。間有可救者。

少陰負趺陽者。爲順也。

趙刻本接前條爲一。千金翼同。今據玉函成本全書析爲兩條。此條不特理不足。文氣亦不完。柯氏刪之。是也。

下利。寸脈反浮數。尺中自濇者。必清膿血。

此是熱利清膿血者。王肯堂主黃連阿膠湯。既清膿血時可用。柯氏主白頭翁湯。汪氏主黃芩湯。未清膿血時可擇用。惟憑脈測病。非仲景法。舊注以爲熱利故脈數。熱邪盛故寸浮。血散陰虛故尺濇。熱盛血散而下利。故必清膿血云。

山田氏云。右二條。亦係後人之言。當刪之。

下利清穀。不可攻表。汗出必脹滿。

山田氏云。下利清穀。裏寒爲甚。可與四逆湯溫之。雖有表證。不可發汗。汗出則表裏俱虛而中氣不能宣通。故令人脹滿。亦四逆湯證也。宜與後三百七十七條參考。淵雷案。脹滿多實證。間有虛者。舊說多從脈上分辨。往往難析。今以按腹辨之。則、堅輭判然。此條由裏寒證誤汗而致。則原因自明。虛脹之故。榮養液停瀦而不被吸收。所謂脾不健運。一也。腸胃之內容物不消化不下降。醱酵而生瓦斯。二也。此條證。郭白雲主通脈四逆湯。亦得。

下利脈沈弦者。下重也。脈大者。爲未止。脈微弱數者。爲欲自止。雖發熱不死。

此條文氣雖不似仲景。然於裏急後重之痢疾。卻甚合事實。病在裏。故脈沈。腸神經及直腹肌皆攣急而痛。故脈應之而弦。脈大者。病勢方進。正氣方大起抵抗。故爲未止。脈微弱而數者。邪去而正亦憊。心藏亦因而稍弱。故爲欲自止。欲自止。則雖發熱而不死也。

汪氏云。下利一候。大忌發熱。茲者脈微弱而帶數。所存邪氣有限。故雖發熱不至死耳。金鑑云。由此可知滯下脈大身熱者。必死也。

舒氏云。按厥陰下利。法當分辨陰陽。確有所據。對證用藥。無不立應。但言脈者。玄渺難憑。吾不敢從。淵雷案。豈特厥陰下利爲然哉。凡不言證而言脈者。皆玄渺難憑。

下利。脈沈而遲。其人面少赤。身有微熱。下利清穀者。必鬱冒汗出而解。病人必微厥。所以然者。其面戴陽。下虛故也。

此條亦非仲景文字。下利清穀。身微熱。戴陽者。其人微厥。固不待言。若云初本不厥。鬱冒汗出時厥。則亡陽虛脫而死耳。尙望其病解耶。且此病之解。當手足溫。面熱退。方是陽囘。今云鬱冒汗出。則是陽證熱不得越之解。非陰證戴陽之解矣。又少陰篇三百一條云。少陰病。下利止而頭眩。時時自冒者死。今云必鬱冒而解。亦自相矛盾。所以然三句。雖無刺謬。而淺率已甚。

傷寒緒論云。戴陽者。面赤如微酣之狀。陰證冷極。發躁面赤。脈沈細。爲浮火上衝。

水極似火也。凡下元虛憊之人。陽浮於上。與在表之邪相合。則爲戴陽。陽已戴於頭面。而不知者更行發散。則孤陽飛越。危殆立至矣。大抵陽邪在表之怫鬱。必面合赤色。而手足自溫。若陰證虛陽上泛而戴陽。面雖赤。足脛必冷。不可但見面赤。便以爲熱也。

下利脈數而渴者。今自愈。設不差。必清膿血。以有熱故也。

此條亦非仲景辭氣。舊注以寒利爲解。謂脈數而渴者。寒去而利當止。設不止。則爲熱氣有餘。故便膿血。蓋與三百三十六條發癰膿同意。

山田氏云。右三條。亦係後人之言。當刪之。

下利後脈絕。手足厥冷。晬時脈還。手足溫者生。脈不還者死。

玉函千金翼不還下並有不溫二字。

成氏云。晬時。周時也。山田氏云。此條蓋以通脈四逆湯服後言之。柯氏云。此不嘔不煩。不須反佐而服白通。外灸少陰及丹田氣海。或可救于萬一。淵雷案。此指洞泄暴利而言。霍亂多如此證。若久利後脈絕厥冷者。卽無可生之理。

傷寒下利日十餘行。脈反實者死。

成氏云。下利者。裏虛也。脈當微弱。反實者。病勝藏也。故死。難經曰。脈不應病。病不應脈。是爲死病。錢氏云。所謂實者。乃陰寒下利。眞陽已敗。中氣已傷。胃陽絕而眞藏脈現也。

淵雷案。凡病。脈證不相應者。難治。事實上誠有之。舊說謂陰證見陽脈者生。陽證見陰脈者死。則迷信脈法之言。殊非事實。卽如此條。下利脈實。非陰證見陽脈乎。何以主死。暑病人參白虎證。其脈弦細芤遲。（金匱痙溼暍篇）非陽證見陰脈乎。何以可治。其不足信明矣。下利脈實。乃心臟起虛性興奮。以圖背城借一。卒之心臟愈益罷敝以死。愚所經驗。但覺血液在血管中勁疾直前。不復有波動起落。蓋脈管已失彈力。而心藏之虛性興奮未已也。若是者。其死不出一週時。所謂眞藏脈見者。蓋亦不外此理。若內經所言眞藏之象。竟未一遇。殆古人想當然之說。非紀實也。

下利淸穀裏寒外熱汗出而厥者通脈四逆湯主之。

外熱者身有微熱也。三百二十一條之面色赤本條之汗出皆虛陽欲脫外顯假熱之候。本條不言脈微欲絶者省文從可知也。

丹波氏云。案吳人駒云。有協熱下利者。亦完穀不化。乃邪熱不殺穀。其別在脈之陰陽虛實之不同。（以上引吳）今驗之。小兒此最多。

熱利下重者白頭翁湯主之。

島壽曰。熱利下重者。有熱致利。下焦重滯也。山田氏云。此亦係今之痢病。下重謂下部沈重。又謂之後重。身熱下利。腹裏拘急。下部沈重。後世所謂熱毒痢也。白頭翁湯可以解其熱毒。按痢字蓋後世俗字。素靈謂之腸澼。病源千金外臺諸書又謂之滯下。盧和丹溪纂要云。仲景以瀉利滯下滾同論治。殊不知腸澼滯下及痢。皆屬病名。而仲景氏所論。惟以病證而言矣。再按白頭翁湯主熱痢。桃花湯主冷痢。（此說不盡然詳桃花湯條）俱是治痢之方。本在雜病論中者。而非傷寒之方也。觀金匱二方接在一處。可以見矣。

淵雷案。熱利。謂下利之屬於熱者。不必指身熱。但脈舌腹候有熱象者皆是。下重卽裏急後重也。熱言其性質。利言其所病。下重言其證候。凡熱利下重之病。西醫分爲二種。一爲傳染性赤痢。一爲腸炎。赤痢之病竈常在大腸。而直腸爲甚。直腸有病竈。肛門之括約筋攣縮。則令下重。腸炎症侵及直腸者。亦令下重。赤痢又分兩種。一爲細菌性。一爲阿米白性。或稱擬足蟲性二者證候略同。鑑別惟恃驗菌。惟阿米白性者多爲慢性。或初起急劇。而轉歸亦成慢性。國醫之治療。不惟其因而惟其證。故不論腸炎赤痢。苟有熱象而下重者。白頭翁湯悉主之。

白頭翁湯方

白頭翁二兩　黃蘗三兩　黃連三兩　秦皮三兩

右四味。以水七升。煑取二升。去滓。溫服一升。不愈。更服一升。

白頭翁二兩。玉函全書金匱並作三兩。是。

方極云。白頭翁湯。治熱利下重而心悸者。

方機云。治熱利下重者。下利欲飲水者。胸中熱而心煩下利者。以上兼用紫圓。

方輿輗云。熱利下重。卽後世所謂痢症也。此方用於痢之熱熾而渴甚者。白頭翁以解痢熱著。蓋痢熱與傷寒之熱大異。非白虎輩所能治。惟黃連黃柏白頭翁之類能治之。他家用黃連解毒湯或三黃湯加芒消。雖能治此。予用此湯。數奏奇功。是由於白頭翁治痢熱之殊效也。此湯之要點。在熱雖盛而不需下劑之際。

類聚方廣義云。熱利下重。渴欲飲水。心悸腹痛者。此方之主治也。

又云。貉邱岑先生曰。嘗在甲斐時。痢疾流行。無不嬰此患者。其證每大便。肛門灼熱如火。（案此眞赤痢因腸炎無此重篤故也）用此方。多有效。余奉此說。數得效。

又云。治眼目鬱熱。赤腫陣痛。風淚不止者。又爲洗蒸劑亦效。

金鑑云。白頭翁。神農本經言其能逐血止腹痛。陶弘景謂其能止毒痢。故以治厥陰熱痢。（案此非厥陰病）黃連苦寒。能淸濕熱。厚腸胃。黃柏瀉下焦之火。秦皮亦屬苦寒。治下痢崩帶。取其收濇也。淵雷案。市醫認積滯不消化爲痢疾之重大原因。有無積不成痢之口號。故治痢之方。無有不用大隊消導藥者。殊不知消化作用。在胃與小腸。果有積滯。其病當在消化管之上部。決不及直腸。痢疾以裏急後重爲主證。病位明在直腸。用消導藥。則攻伐無過而已。白頭翁湯無一味消導藥。但與清熱排毒。恰合赤痢與直腸炎之病理。蓋古方多由實驗。後世方多由理想。故古方多闇合病理。後世方多膚廓不中病也。今人乃有力持膚淺謬誤之理想。以爲保全國醫眞面目者。吾不知其何說也。

下利腹脹滿。身體疼痛者。先溫其裏。乃攻其表。溫裏宜四逆湯。攻表宜桂枝湯。

喩氏云。此與太陽中篇下利身疼。用先裏後表之法大同。九十五條彼因誤下而致下利。此因下利而致腹脹。總以溫裏爲急者。見晛曰消之義也。身疼痛有裏有表。必清便已調。其痛仍不減。方屬於表。太陽條中已悉。故此不贅。淵雷案。此虛寒脹滿。

故溫之而消。見晛曰消者。小雅角弓篇文。引之。明得溫而消之意也。毛傳云。晛日氣也。韓詩作燕晛聿消。云燕晛。日出也。廣雅釋詁云。燕。燃。煗也。毛韓張三義互相足。荀子非相篇。又引作晏然聿消。見晛。燕晛。燕燃。晏然。皆同聲通借。

下利欲飲水者。以有熱故也。白頭翁湯主之。

以有熱故也五字。玉函千金翼並作爲有熱也四字。

前條云熱利下重。此條舉欲飲水一例。以申明熱證。然熱證不止於渴。渴亦不皆屬於熱也。劉棟云。此條當在上白頭翁條之下也。

錢氏云。渴與不渴。乃有熱無熱之大分別也。裏無熱邪。口必不渴。設或口乾。乃下焦無火。氣液不得蒸騰。致口無津液耳。然雖渴亦不能多飲。若胃果熱燥。自當渴欲飲水。此必然之理也。山田氏云。下利飲水。多是內有熱邪所致。間亦有津液內竭而然者。或大汗後。或大下若大吐後。或痘瘡灌膿後。往往有之。概爲熱邪所致。非也。又因所飲之冷熱。以辨其虛實。亦非也。

下利讝語者。有燥屎也。宜小承氣湯。

金鑑云。下利裏虛。讝語裏實。若脈滑大。證兼裏急。知其中必有宿食也。其下利之物。又必稠粘臭穢。知熱與宿食合而爲之也。此可決其有燥屎也。宜以小承氣湯下之。於此推之。可知燥屎不在大便鞕與不鞕。而在裏之急與不急。便之臭與不臭也。

丹波氏云。案少陰篇云。少陰病。自利清水。色純青。心下必痛。口乾燥者。急下之。宜大承氣湯。辨可下篇云。下利。心下鞕者。急下之。宜大承氣湯。下利脈遲而滑者。內實也。宜大承氣湯。下利不欲食者。有宿食故也。當下之。宜大承氣湯。並與此條證同。

淵雷案。下利有可下之證。不特痢疾。通常瀉利亦有之。要在辨其虛實耳。此條以讝語爲實證。故用小承氣。然讝語之實。與鄭聲之虛。極難辨認。未可據信。辨下利虛實之法。詳第二卷三十四條。第七卷二百七十七條。又下利之所以可下。不必皆因燥屎蓄腸中之炎性滲出物。與腸內容物混合而腐敗醱酵。足以助長炎症。下去此等有害物。則腸炎易於恢復也。

下利後更煩按之心下濡者。爲虛煩也。宜梔子豉湯。

方氏云。更煩言本有煩。不爲利除而轉甚也。柯氏云。虛煩對實熱而言。是空虛之虛。不是虛弱之虛。山田氏云。凡傷寒發汗吐下後。諸證皆去。但心煩者。是大邪已去。正氣暴虛。而餘熱內伏故也。心下濡者。下後無物也。是雖言虛煩。其實非眞虛。亦惟一時假虛。已梔子豉湯以解餘熱則愈。

嘔家有癰膿者。不可治。嘔膿盡自愈。

嘔本是病理機轉。其人甚困苦。本當以法止之。若嘔出癰膿者。則其嘔爲排除有害物之天然作用。當與排膿湯散（皆金匱方）等助其祛膿。膿盡則嘔自止。若强止其嘔。則膿不得出。生他變矣。此條舊注多以爲肺癰。愚謂是胃或十二指腸之潰瘍。當云胃癰。若肺癰。則其膿咯出。非嘔出者。

嘔而脈弱。小便復利。身有微熱。見厥者。難治。四逆湯主之。

成氏云。嘔而脈弱。爲邪氣傳裏。嘔則氣上逆。而小便當不利。小便復利者。裏虛也。身有微熱見厥者。陰勝陽也。爲難治。與四逆湯溫裏助陽。雉間煥云。此條皆舉證之相反者也。其爲難治。實然。然空論也。不足以爲據。山田氏云。既云難治。又處以四逆湯。論中斷無此例。疑非仲景之言。

乾嘔。吐涎沫。頭痛者。吳茱萸湯主之。

錢氏云。涎沫者。粘飲白沫也。山田氏云。此胃虛寒而飲水瘀蓄者。與少陰篇膈下有寒飲。乾嘔。與四逆湯。差後病篇大病差後喜唾。久不了了。胃上有寒。宜理中丸者。同胃寒有飲之證。故與吳茱萸湯。以溫胃逐水也。吐涎沫。乃是吐痰。此證也。今世所謂痰厥頭痛者。外臺第八卷載痰厥頭痛方八首。至於後世。則有元人李杲半夏白朮天麻湯方。（半夏白朮蒼朮天麻乾薑人參黃耆陳皮麥芽神麴黃柏茯苓澤瀉）載在蘭室祕藏。蓋皆吳茱萸湯之支流餘裔耳。

淵雷案。乾嘔者。嘔而無物吐出之謂。既吐涎沫。則不得爲乾嘔。故舒氏謂此條多一乾字。柯氏謂乾嘔吐涎是二證。不是並見。惟張氏直解謂涎沫隨嘔而吐出。今案此證之吐涎沫。非從胃中翻出。乃乾嘔之際。口中自出酸冷之涎。不吐去則不快。故曰乾嘔吐涎沫也。此證顯然爲慢性胃炎。胃中多酸性黏液。有微毒。其頭痛乃自家中毒也。吳茱萸湯爲胃藥。無論已。後世雖名痰厥頭痛。而東垣方用夏朮薑參橘皮麥芽神麴。猶是專治其胃。愚故曰國醫之理論病名雖誤。其用藥施治固不誤也。由是言之。研究國醫學者。致力於藥方與證候。已無餘蘊。若舍是而翻騰悠謬之理論。何異買櫝還珠。

嘔而發熱者。小柴胡湯主之。

成氏云。經曰。嘔而發熱者。柴胡證具。百五十七條

淵雷案。本篇下利嘔噦諸條。皆非所謂厥陰病。撰次者連類相及耳。注家不知此義。强附厥陰爲說。如本條。以爲厥少相表裏。厥陰之邪還出少陽。前條之頭痛。以

爲厥陰經脈與督脈會於巔。要之。以悠謬之理論爲論據。雖顛倒白黑。必有可通之說。苟知經脈表裏之不可信。則承訛之說不攻自破。

傷寒大吐大下之。極虛。復極汗出者。以其人外氣怫鬱。復與之水。以發其汗。因得噦。所以然者。胃中寒冷故也。

趙刻本極汗下無出字。其人上無以字。今據玉函成本補。

此條大旨謂表裏俱虛之人。得水則噦。噦者。呃逆也。胃寒飲水多而呃逆者。事誠有之。惟此條有可疑者二事焉。外氣怫鬱者。表閉不得汗之謂。太陽中篇五十條云。陽氣怫鬱在表。當解之熏之。是也。今既極汗出。雖粗工。何致誤爲外氣怫鬱。一也。水非汗藥。今云與之水以發其汗。二也。辨脈篇云。寸口脈浮大。而醫反下之。此爲大逆。浮則無血。大則爲寒。寒氣相搏。則爲腸鳴。醫乃不知。而反飲冷水。令汗大出。水得寒氣。冷必相搏。其人卽䭇。音義同噎此亦以飲冷水取汗者。疑莫能明。錢氏以爲與煖水以發汗。殆未考辨脈篇之故。卽飲煖水。亦非取汗之法也。山田氏云。此條係後人之言。當刪之。

傷寒噦而腹滿。視其前後。知何部不利。利之卽愈。

視。玉函作問。卽成本作則。

金鑑云。傷寒噦而不腹滿者。爲正氣虛。吳茱萸湯證也。噦而腹滿者。爲邪氣實。視其二便。何部不利。利之則愈也。

張氏直解云。傷寒至噦。非中土敗絕。卽胃中寒冷。然亦有裏實不通。氣不得下泄。反上逆而爲噦者。玉機眞藏論曰。脈盛。皮熱。腹脹。前後不通。悶瞀。此謂五實。身汗得後利。則實者活。今噦而腹滿。前後不利。五實中之二實也。實者瀉之。前後。大小便也。視其前後二部之中。何部不利。利之則氣得通。下泄而不上逆。噦卽愈矣。

汪氏云。常器之云。前部不利。猪苓湯。後部不利。調胃承氣湯。愚以須小承氣湯利之。丹波氏云。案常氏原于活人。蓋前部不利。五苓散。猪苓湯。後部不利。宜三承氣擇而用之。仲景不載主方。意在于此耶。

淵雷案。病至末傳而噦者。爲危候。痢疾得此。尤十無一生。此皆虛寒之噦。其腹不滿。若腹滿之實噦。則宜攻利。本條所言是也。市醫見噦。一例用柿蔕丁香。匪特病不得愈。噦亦不能得止。須知病噦而死者。非死於噦。死於致噦之原發病也。不治其原發病而治其噦。譬如揚湯止沸。徒勞無功。治其原發病。則病減而噦自止。虛證如此。實證亦然。本條利其前後。卽治其原發病也。

辨霍亂病脈證幷治

問曰。病有霍亂者何。答曰。嘔吐而利。此名霍亂。

此篇當是雜病篇之文。今不在金匱要略而在傷寒論。其撰次之意不可知。霍亂之名。西醫書或音譯爲虎列拉。Cholera 其語來自希臘。有吐利之意。故嘔吐而利。爲霍亂之主證。亦有不吐不利。但腹滿煩亂。絞痛短氣者。其死尤速。不過數小時。名乾霍亂。古方用鹽湯備急圓等取吐利。往往獲救。又有並無昭著之證候。但眠食不健。消瘦甚速。經細菌診斷。始知爲霍亂者。此則非但不吐利。幷乾霍亂之狀而無之。故嘔吐而利。言霍亂之通常證候而已。霍亂之原因。細菌專家殼克氏發現爲霍亂螺菌。今西醫以死菌製爲豫防注射劑。又以抗菌血清療病。皆有相當效驗。是螺菌之爲霍亂病原。已無可疑。顧古人不知細菌。乃以飲食露臥爲原因。徵之事實。亦未可厚非。今引其說如下。幷以見本論未言之證候焉。

肘後方云。凡所以得霍亂者。多起於飲食。或飽食生冷物。雜以肥鮮酒膾。而當風履濕。薄衣露坐。或夜臥失覆之所致也。

病源候論云。霍亂者。由人溫涼不調。陰陽清濁二氣有相干亂之時。其亂在於腸胃之間者。因遇飲食而變。發則心腹絞痛。其有先心痛者。則先吐。先腹痛者。則先利。心腹並痛者。則吐利俱發。挾風而實者。身發熱。頭疼體痛而復吐利。虛者。但吐利。心腹刺痛而已。亦有飲酒食肉腥膾。生冷過度。因居處不節。或露臥濕地。或當風取涼。而風冷之氣歸於三焦。傳於脾胃。脾胃得冷則不磨。不磨則水穀不消化。亦令清濁二氣相干。脾胃虛弱。則吐利。水穀不消。則心腹脹滿。皆成霍亂。霍亂。言其病揮霍之間便致繚亂也。案此語出內經然太涵渾

又云。乾霍亂者。是冷氣搏於腸胃。致飲食不消。但腹滿煩亂。絞痛短氣。其腸胃先挾實。故不吐利。名爲乾霍亂也。

醫心方引極要方云。得吐利者。名濕霍亂。不吐利者。名干霍亂。干霍亂多煞人。往往有。濕霍亂不有性命之憂。案此句文不馴順。且溼霍亂亦多死者。

千金方云。原夫霍亂之爲病也。皆因食飲。非關鬼神。夫飽食肫膾。復飡乳酪。海陸百品。無所不噉。眠臥冷席。多飲寒漿。胃中諸食結而不消。陰陽二氣。擁而反戾。陽氣欲升。陰氣欲降。陰陽乖隔。變成吐痢。頭痛如破。百節如解。遍體諸筋皆爲回轉。論時雖小。卒病之中。最爲可畏。雖臨深履危。不足以諭之也。

以上諸論。皆以飲食不節爲霍亂之原。今驗之病者。起於暴飲恣食者。十常七八。蓋霍亂之病。胃腸證候最劇。若使僅染螺菌。而胃腸無他種弱點。則正氣能自起抗毒。不致成病。加以飲食不節。胃腸氣弱。霍亂乃成。反之。若僅傷飲食。不染病菌。充其量不過傷食而已。日人香川太仲及山田氏。竟以霍亂爲傷食。則不可從矣。

丹波氏云。文選蜀都賦。翕響揮霍。劉曰。奄忽之間也。濟曰。沸亂貌。文賦紛紜揮霍。善曰。揮霍。疾貌。唐惠琳藏經音義云。轉霍。呼郭反。按霍。倏急疾之貌也。霍然忽霍皆是也。又霍然。儵忽速疾之貌也。由是攷之。成氏云。揮霍撩亂。錫駒云。忽也。錢云大約是倏忽間吐瀉擾亂之意耳。其義並同。方氏云。霍。吐也。亂。雜亂也。其說不通。

淵雷案。傷寒發祕云。霍國之亂。軍士多病此證。故時人遂呼爲霍亂。山田氏云。霍與臛。古字通用。臛。肉羹也。大氐人之爲食所傷。肉食居多。故特舉臛以統一應食物也。二說並穿鑿。不如揮霍繚亂爲穩。

伊澤信恬云。易說。穀雨氣當至不至。則多霍亂。春秋考異郵。襄公朝荆。士卒度歲。愁悲失時。泥雨暑溼。多霍亂之病。（並太平御覽引）漢書嚴助傳。夏月暑時。歐泄霍亂之病。相隨屬也。此霍亂之名見古書者。亦可以資霍亂所因之攷證焉。

問曰。病發熱頭痛。身疼惡寒。吐利者。此屬何病。答曰。此名霍亂。霍亂自吐下。又利止。復更發熱也。

惡寒下。玉函有不復二字。是。千金翼作而復。字之誤也。案自吐下。當作自吐利。

霍亂初起。但有胃腸證候。吐利而不發熱。其後轉爲全身證狀。乃發熱譫妄。頗似傷寒。全身證狀。或謂因腸中吸收菌毒所致。或謂因尿中毒所致。蓋霍亂病者。小便多不利也。此條明霍亂之初。但作吐利。其後吐利止。乃見發熱表證。故云不復吐利。又云利止復更發熱也。然此亦言其大概。驗之事實。有始終不發熱者。有雖已發熱而吐利仍不止者。不可拘矣。張氏直解云。但曰利止而不曰吐止者。省文也。

傷寒。其脈微濇者。本是霍亂。今是傷寒。卻四五日。至陰經上轉入陰必利。本嘔下利者。不可治也。欲似大便而反失氣。仍不利者。此屬陽明也。便必鞕。十三日愈。所以然者。經盡故也。下利後當便鞕。鞕則能食者愈。今反不能食。到後經中。頗能食。復過一經能食。過之一日當愈。不愈者。不屬陽明也。

此條非仲景語。蓋後人因前條而附記者。傷寒。指前條之發熱頭痛身疼惡寒而言。言有此等傷寒證者。其脈當浮緊。今微濇者。以其本是霍亂。今轉爲全身證狀作傷寒狀故也。於此可見古人名一切發熱爲傷寒。初無暑濕風諸溫之名。卻四五日以下。詞理俱不可通。不可强解。

惡寒脈微（一作□）**而復利。利止。亡血也。四逆加人參湯主之。**

原注或作字原本失刻。

惡寒脈微而復利。霍亂之通常證候也。其有利自止者。乃因亡血而無所復利之故。非病之欲解。此其病。視利不止者尤急。故主四逆加人參湯。蓋霍亂所下多爲血淸。故曰亡血。非謂見紅之失血證也。金鑑改利止爲利不止。改亡血爲亡陽。乃不知病理之誤。

四逆加人參湯方

甘草（二兩炙）　附子（一枚生去皮破八片）　乾薑（一兩半）　人參（一兩）

右四味。以水三升。煮取一升二合。去滓。分溫再服。

丹波氏云。千金外臺用人參三兩。利甚者加龍骨二兩。小品名四順湯。

景岳全書云。四味回陽飲。（卽本方）治元陽虛脫。危在頃刻者。

衞生寶鑑補遺云。四逆加人參湯。治傷寒陰證。身涼而額上手背有冷汗者。

方極云。四逆加人參湯。治四逆湯證而心下痞鞕者。

方機云。下利惡寒脈微。手足厥冷。或心下痞鞕者。四逆加人參湯主之。

方輿輗云。血脫及手足厥冷者。亟與四逆加人參湯。遲延則不可救。

類聚方廣義云。此方主自下利脫證。茯苓四逆湯主汗下脫證。雖然。執匕家不必拘泥。唯操縱自在爲得。諸方皆然。按此條疑有脫誤。

方函口訣云。此方以亡血亡津液爲目的。後世家雖參附同稱。仲景則陰虛主附子。陽虛主人參。與後世所云。參入脾胃。溫養脾元之氣。附入下元。壯命門火源者。正相違異。淵雷案。此說可疑。待攷。

徐氏云。利雖止而惡寒脈微如故。則知其非陽回而利止。乃津液內竭而利止也。故曰亡血。又當加人參。以生津益血矣。

霍亂。頭痛發熱。身疼痛。熱多欲飲水者。五苓散主之。寒多不用水者。理中丸主之。

丸玉函千金翼並作湯。成本作員。

此條言霍亂既轉全身證狀時。分熱多寒多二種治法。熱多寒多。是言其因。非言其證。從欲飲水與不用水上勘出病雖轉屬全身證狀。其吐利仍未止。何以知之。以五苓散主水入則吐。理中丸亦主吐利故也。五苓散必小便不利。此條不言者。省文也。凡霍亂小便不利者。豫後多惡。故五苓爲霍亂要藥。由藥效以測病理。知頭痛發熱身疼。皆尿中毒所致。其證頗近於表。理中則專治胃腸。其證仍在於裏。雖有全身證狀。自較五苓爲少也。

湯本氏云。上古無亞細亞霍亂。本邦於德川幕府之末葉。（當中土雍乾之際）始漸傳來。則古代之治方。似不適用。然尾臺榕堂今村了庵二氏。於其初期用葛根加朮湯。頗能頓挫之。至其下利發熱。口舌乾燥。煩渴引冷。或有水逆證時。用五苓散或茯苓澤瀉湯。亦能收效。由此見師之方法。可謂八面玲瓏。圓滿無礙。淵雷案。霍亂之名。見於易說。春秋考異郵。內經諸書。是中土秦漢以前已有之。仲景方書。成於漢末。初非以上古之方。治後世新出之病也。湯本以霍亂於德川時代傳入日本。遂若德川以前並無霍亂者。又若仲景方出於日本上古者。眞可笑之至。又案葛根加朮湯所治者。乃夏日流行之胃腸炎。與霍亂相似。而非眞性霍亂也。葛根湯治下利。本論有明文。加朮者。以有濕證故也。惟其有濕。故誤診爲霍亂矣。霍亂有濕證。可參看第二卷五苓散下所引張杲醫說及博聞類纂。

理中丸方 下有作湯加減法

人參　乾薑　甘草炙　白朮各三兩

右四味。擣篩蜜和爲丸。如鷄子黃許大。以沸湯數合。和一丸。研碎溫服之。日三服。夜二服。腹中未熱。益至三四丸。然不及湯。湯法。以四物依兩數切。用水八升。煑取三升。去滓。溫服一升。日三服。若臍上築者。腎氣動也。去朮。加桂四兩。吐多者。去朮。加生薑三兩。下多者。還用朮。悸者。加茯苓二兩。渴欲得水者。加朮。足前成四兩半。腹中痛者。加人參。足前成四兩半。寒者加乾薑足前成四兩半。腹滿者去朮加附子一枚。服湯後如食頃。飲熱粥一升許。微自溫。勿發揭衣被。

丸。玉函作圓。擣篩下玉函成本並有為末二字。日三服夜二服。上服字趙刻本誤作四。今據玉函成本改。錢氏云。後加減法。文理背謬。量非仲景之法。山田氏云。腹中未熱以下至湯法及加減方。皆王叔和所攙。可刪矣。理中者。丸劑之名也。非湯劑之名。故藥味分量雖同。於其作湯者。名曰人參湯。見于金匱要略。至其加桂枝者。則謂之桂枝人參湯。況標理中丸方而不標理中丸及湯法乎。案少陰篇有半夏散及湯方又況言湯法以四物依兩數切。而不言湯法以四物依兩數㕮咀乎。後人不察。妄指人參湯以為理中湯。雖無害於大義。終非立方之本旨也。又至如其處理中丸證以人參湯。則以牛易馬之類。馱重致遠雖同也。遲疾利鈍則殊異。不可不擇矣。淵雷案。丸法蓋本云右四味等分。而無兩數。今云各三兩者。後人攙入湯法。以一劑之量易之也。

千金方云。治中湯。治霍亂吐下。脹滿食不消化。心腹痛。即本方四味㕮咀。以水八升。煑取三升。分三服。不瘥。頻服三劑。遠行防霍亂。依前作丸。如梧子大。服三十丸。如作散。服方寸匕。酒服亦得。若轉筋者。加石膏三兩。

又云。四順理中圓。即本方已產訖。可服此方。新生藏虛。此所以養藏氣也。

三因方云。病者因飲食過度。傷胃。或胃虛不能消化。致翻嘔吐逆。物與氣上衝。蹙胃口決裂。所傷吐出。其色鮮紅。腹絞痛。白汗自流。名曰傷胃吐血。理中湯能止傷胃吐血者。以其功最理中脘。分利陰陽。安定血脈。方證廣如局方。但不出吐血證。學者自知之。

醫方選要云。理中湯。治五臟中寒。口噤失音。四肢強直。兼治胃脘停痰。冷氣刺痛。

淵雷案。前一證。加附子爲佳。

衛生寶鑑補遺云。仲景理中湯。治傷寒陰證。寒毒下利。臍下寒。腹脹滿。大便或黃或白。或青黑。或清穀。及寒蛔上入膈。吐蛔。此胃寒而非實寒也。

婦人良方云。人參理中湯。（即本方）治產後陽氣虛弱。小腹作痛。或脾胃虛弱。少思飲。或後去無度。（指當下利）或嘔吐腹痛。或飲食難化。胸膈不利者。

直指方附遺云。理中湯治柔痙厥冷自汗。淵雷案。此非腦脊髓病。乃四逆湯證之四肢拘急也。（三百九十三條）當於本方加附子。或用四逆湯。

聖濟總錄云。白朮丸。（即本方）治小兒躽啼。脾胃傷風冷。心下虛痞。腹中疼痛。胸脇逆滿。又云。理中湯。治風入腹。心腹疞痛。痰逆惡心。或時嘔吐。隔塞不通。

赤水玄珠云。理中湯治小兒吐瀉後。脾胃虛弱。四肢漸冷。或面有浮氣。四肢虛腫。眼合不開。

小青囊云。理中湯。治惡心乾嘔。欲吐不吐。心下映漾。如人畏船。又治小兒慢驚。脾胃虛寒。泄瀉及受寒腰痛。

外科正宗云。理中湯。治中氣不足。虛火上攻。以致咽間乾燥作痛。妨礙吐嚥。及脾胃不健。食少作嘔。肚腹陰疼等證。

瘍醫大全云。理中湯。治癰疽潰瘍。臟腑中寒。四肢强直。

痘疹金鏡錄云。理中湯。治痘裏虛寒泄瀉。方後云。手足厥冷。泄瀉甚者。加附子。名附子理中湯。

方極云。人參湯。治心下痞鞕。小便不利。或急痛。或胸中痹者。

方機云。治心下痞鞕者。兼用太簇。心下痞。喜唾。不了了者。兼用南呂。暑病。（所謂霍亂）嘔吐。下利。心下痞鞕者。兼用紫圓。

證治摘要云。人參湯加附子。治腹平滿。大便滑者。

類聚方廣義云。產後續得下利。乾嘔不食。心下痞鞕。腹痛。小便不利者。諸病久不愈。心下痞鞕。乾嘔不食。時時腹痛。大便濡瀉。見微腫等證者。老人每至寒暑下利。腹中冷痛。瀝瀝有聲。小便不禁。心下痞鞕。乾嘔者。俱爲難治。宜此方。若惡寒。或四肢冷者。加附子。

方函口訣云。此方治胸痺之虛證。（案詳金匱今釋）亦理中丸爲湯之意。宜用於中寒霍亂。

太陰吐利之證。厥冷者。從局方加附子。朮附相伍。卽附子湯眞武湯之意。有驅內濕之效。與四逆湯其意稍異。四逆湯卽以下利清穀爲第一目的。此方則以吐利爲目的也。

淵雷案。理中丸人參湯爲太陰病主方。其證心下痞鞕腹痛吐利。心下痞鞕且吐者。胃機能衰弱也。人參乾薑主之。腹痛者。腸寒而蠕動亢進也。乾薑主之。下利者。小腸有卡他性炎症。腸內容物不被吸收。反有炎性滲出物流於腸管也。朮主之。吐利腹痛。則急迫可知。甘草主之。學者參看太陰篇首條之解釋。則其理益明。今以治霍亂者。以霍亂之吐利。由胃腸感寒而起。補救本體之弱點。卽所以抵抗病毒也。簡易方云。其圓者得蜜而潤。入脾爲快。溫補爲宜。若以蕩滌寒邪。袪逐冷積。則湯爲捷。且免蜜之滯脾也。

醫史戴良撰呂滄洲翁傳云。內子王。病傷寒。乃陰隔陽。面赤足蹝而下利。躁擾不得眠。論者有主寒主溫之不一。余不能決。翁以紫雪匱理中丸進。徐以水漬甘草乾薑湯飲之。愈。且告之曰。下利足踠。四逆證也。苟用常法。則上焦之熱彌甚。今以紫雪折之。徐引辛甘以溫裏。此熱因寒用也。聞者皆嘆服。

古方便覽云。一男子。一身悉腫。小便不通。心下痞鞕。鬱鬱不欲飲食。與此方。兼用三黃丸。二十劑而愈。

橘窗書影云。太田生女向患痔疾。脫肛不止。灸之數十壯。忽發熱衄血。心下痞鞕。嘔吐下利。一醫以寒涼劑攻之。增劇。余與理中湯。漸愈。痞有虛實邪氣爲痞。宜用疎劑。若胃中空虛。客氣衝逆而爲痞者。攻之有害。古方瀉後膈痞。用理中湯。又以理中湯治吐血。洵有故也。

元堅云。按外臺引仲景論云。霍亂臍上築者。腎氣動也。先療氣。理中湯去朮加桂。凡方加朮者。以內虛也。加桂者。恐作奔豚也。理中湯方。人參二兩。餘並三兩。煑服加減法。文有少異。今不具錄。次有一條。及附子粳米湯方。並係本經所佚。云。又霍亂臍上築者。以吐多故也。若吐多者。理中湯主之。方如前法加減。霍亂四逆。吐少嘔多者。附子粳米湯主之。方附子一枚。炮去皮破六片。半夏半升。洗。完用甘草一兩。炙。大棗十枚。擘。粳米半升。右五味。切以水八升。煮米熟。去滓。溫服一升。日三。小品千金同。出第十七卷中。一方有乾薑一兩。今詳千金有乾薑。云仲景方無。淵雷案。雉間煥標人參湯云。藥入則吐者。宜加鐵秀水粳米。用粳米治吐。蓋本於外臺附子粳米湯。

吐利止。而身痛不休者。當消息和解其外。宜桂枝湯小和之。

身痛不休。承前條身疼痛而言。此云吐利止。明前條之證吐利未止矣。身痛爲表證。乃病毒由血循環而出於肌表之故。舊注以爲霍亂之兼風寒者。非是。然既是表證。即宜解表。所以然者。正氣欲袪病毒出表。以藥力助之也。利用正氣以治病。爲國醫治療法之大本。執此義以尋古方之藥證。觸處可通。學者其驗諸。消息猶斟酌也。小和。蓋謂少少與之。不必盡劑之意。以霍亂陽虛裏寒。不宜過表也。

吐利汗出。發熱惡寒。四肢拘急。手足厥冷者。四逆湯主之。

此霍亂峯極期之正治法。四肢拘急。蓋卽所謂轉筋。俗稱弔脚痧者是也。凡眞性霍亂。於峯極期無有不作四逆證者。俗傳霍亂有寒熱二種。熱者宜黃連劑。熱者多而寒者少。因議四逆湯之不可用。不知所謂熱霍亂者。不過急性胃腸炎症。服瀉心湯病卽良已。不若眞霍亂之危急。國醫於病名無明確之定義。醫書執病名以論治。不細疏其證候者。常多無謂之爭執。滋可笑也。

既吐且利。小便復利而大汗出。下利清穀。內寒外熱。脈微欲絕者。四逆湯主之。

丹波氏云。據少陰篇厥陰篇之例。此條所主。當是通脈四逆湯。山田氏云。此是虛寒盛於內。而陽氣脫去也。四逆上脫通脈二字也。一說云。復利。當作不利。是也。淵雷案。此條屬通脈四逆湯證。二君之說並是。劉棟尾臺說並同。復利。當作不利。驗之霍亂病者。小便皆不利。若小便利。病已向愈矣。

吐已下斷。汗出而厥。四肢拘急不解。脈微欲絕者。通脈四逆加猪膽汁湯

主之。

吐已下斷。千金作吐下已斷。趙刻本奪汁字。今據玉函成本補。千金外臺不用猪膽汁。案下字當作利。始合本論字例。

吐利已斷。非病差也。體液已竭。無可復吐。無可復利故也。與四逆加人參湯之利止亡血同理。觀其汗出而厥。四肢拘急不解。脈微欲絕。則病之危急可知。吳氏云。固爲陽之欲亡。亦兼陰氣虧損。故用通脈四逆以回陽。而加猪膽汁以益陰。庶幾將絕之陰。不致爲陽藥所劫奪也。注認陽極虛。陰極盛。故用反佐之法。以通其格拒。誤矣。丹波氏云成氏方氏錢氏金鑑並同

丹波氏云。案志聰錫駒注。本方更加人尿。然原文中無所攷。蓋據白通加猪膽汁湯而有此說耳。錫駒云。每見夏月霍亂之證。四肢厥逆。脈微欲絕。投以理中四逆。不能取效。反以明礬少許。和涼水服之而卽愈。亦卽膽汁人尿之意。先賢立法。可謂週徧詳明矣。以上錫駒本高世栻說霍亂用礬石。原見于華佗危病方。與膽汁人尿。蓋其意

迴別。

通脈四逆加猪膽汁湯方

甘草二兩炙 乾薑三兩強人可四兩 附子大者一枚生去皮破八片 猪膽汁半合

右四味。以水三升。煑取一升二合。去滓內猪膽汁。分溫再服。其脈卽來。無猪膽。以羊膽代之。

猪膽汁半合。玉函作四合。肘後作一合。蓋非。

方極云。通脈四逆加猪膽汁湯。治通脈四逆湯證而乾嘔煩躁不安者。據湯本氏引全集無雉間煥云。慢驚風危篤者主之。又云。已上數方中。謂四逆通脈四逆四逆加人參苓茯四逆及本方也此方最如神。篤志者記之。又云。若無猪膽。代之以水銀。或鉛丹。或黃金水。卻有效。類聚方廣義云。霍亂吐下大甚之後。脫汗如珠。氣息微微。厥冷轉筋。乾嘔不止。煩憒躁擾。脈微欲絕者。死生繫於一線。非此方則不能挽囘。服後脫汗煩躁俱止。小便利者。爲佳兆。若無猪膽。以熊膽代之。又云。諸四逆湯。其證皆無不危篤。而此爲最重極困之證。宜查照參究。以了其義。又云。子炳曰。慢驚風危篤者。此方有效。斯言信矣。但曰。代猪膽以水銀鉛丹金汁等。反效。則誤也。

方函口訣云。二方（謂通脈四逆及本方）共治四逆湯之重證。後世但用薑附湯參附湯等單方。然甘草之設。有妙旨存焉。以其混和薑附之多量。故名通脈。以其分布地麥之滋潤。故名復脈。（謂炙甘草湯也）非漫然也。

吐利發汗。脈平。小煩者。以新虛不勝穀氣故也。

發汗下。發汗吐下後病篇有後字。是。

吐利汗出之後。脈已平。是病已差也。而復小煩者。以霍亂後胃氣暴虛。遽爾食穀。胃虛不勝穀氣之故。損穀則愈。不須服藥。千金方云。霍亂務在溫和將息。若冷。卽遍體轉筋。凡此病定。一日不食爲佳。案西醫治霍亂。常强令絕食六七日。病人飢欲死。設以仲景法治之。雖不必如此久飢。然乍愈輒進飲食。往往作復。故一日不食爲佳。

霍亂危急之病。治法實不出篇內諸方。尾臺氏霍亂治略。綜括諸方而明辨其異。最便實用。又乾霍亂。篇中無治法。外臺引許仁則之論方致佳。今並錄之。

霍亂治略云。下利甚。嘔而腹中水鳴。或腹痛。小便不利。四肢冷。或攣痛者。眞武加半夏湯。（眞武湯小半夏湯合方也）下利不止。厥冷煩躁。四肢轉筋。腹拘急。面青肉脫。眼凹聲嘶者。四逆湯。亦可隨證用四逆加人參湯。下利轉筋益甚。厥冷過臂膝。精神衰弱。脫汗綴珠。脈微細。又沈伏不見者。通脈四逆湯。前證心胸氣閉。乾嘔甚。或發吃逆者。宜通脈四逆加猪膽汁湯。此證多死。若下利乾嘔共止。厥冷煩躁。轉筋自汗。吃逆不止。小便不利者。宜茯苓四逆湯。此證亦多死。然用此方至小便通利。大便之色帶黃者。亦有諸證漸退。得囘生者。

許仁則云。此病有兩種。一名乾霍。一名濕霍。乾霍死者多。濕霍死者少。俱繇飲食不節。將息失宜。乾霍之狀。心腹脹滿。攪刺疼痛。煩悶不可忍。手足逆冷。甚者流汗如水。大小便不通。求吐不出。求痢不下。須臾不救。便有性命之慮。濕霍之狀。心腹亦攪痛。諸候有與乾同。但吐痢無限。此病始得。有與天行相似者。亦令頭痛。骨肉酸楚。手足逆冷。四體發熱。乾霍大小便不通。煩冤欲死。宜急與巴豆等三味丸服之。服取快利。方巴豆一百枚。熬去心皮。乾薑三兩。崔氏以芒消五兩代。與千金同。案此十二字當是王氏之注本方用乾薑爲是大黃五兩。右藥先擣乾薑大黃爲散。後別擣巴豆如膏和前二味同擣令調。細細下蜜丸。以飲下。初服三丸。如梧子大。服訖。數按肚。令轉動速下利。良久不覺。則以熱飲投之。又良久不利。更服一丸。須臾當利。利後好將息。食飲寒溫。以意取適。如渴者。煑漿水粥。少少啜之。忌野猪肉蘆笋等物。案此卽備急圓也。用法詳金匱今釋。

辨陰陽易差後勞復病脈證并治

傷寒陰陽易之爲病。其人身體重。少氣。少腹裏急。或引陰中拘攣。熱上衝胸。頭重不欲舉。眼中生花。花一作眵膝脛拘急者。燒褌散主之。

生花下。玉函有眼胞赤三字。巢原作眼內生眯。

山田氏云。按陰陽易一條。論之與方。其非仲景氏固矣。雖然驗之今日。往往有焉。因茲錄愚見。以備後賢采釋。蓋陰陽易病。便是傷寒變證。故冠以傷寒二字也。陰陽二字。斥房事言之。易者。變易也。此平素好淫人。傷寒病中。更犯房事。奪精血。以致此變易者。是以謂之陰陽易。其證身體重。少氣。小腹裏急。或引陰中拘急。熱上衝胸。頭重不欲舉。眼中生花。膝脛拘急。一一與暑中注夏之病不殊。蓋彼則精血素虛。不能耐暑熱而病。此則體先有邪熱。更奪精血而病。雖有前後案蓋謂前虛後熱與前熱後虛之異也。其因乃一而已矣。治法宜以小建中湯爲主焉。古人用燒褌散治之者。何也。褌之近隱處。乃男女精血所流離薰染。取以用之。直是以精補精已。按巢元方病源論則曰。陰陽易者。男子病新瘥。未平復。而婦人與之交接得病者。名曰陽易。婦人得病新瘥。未平復。而男子與之交接得病者。名曰陰易。後世注家。皆遵守此說。無有異論。雖然。平素壯實無病之人。一夕與病後之人交接。安得有病證如此者乎。又按方後男婦二字。以夫婦言之。易所謂男女搆精。萬物化生。可以見也。亦各取不病人之褌也。如病源所言。則取先病傷寒人之褌。以與新傳染之人。豈不戾乎。

淵雷案。陰陽易之病。舊注皆從巢源爲說。以爲因交接而傳染之病。然交接傳染之病。以淋毒黴毒爲最。其證與本條自異。若他種接觸傳染。則不必因於交接。其病亦各有本證。決不能斠若畫一。如本條所言也。且以臨床實驗言。病新瘥未平復而交接。先病之人復病者多。無病之人傳染者少。故姑用山田之說。作瘥後交接勞復解。（巢源別有瘥後交接勞復候當參攷）然吾終有疑者。原文並不斥言交接。巢氏及諸注家。蓋以病名有陰陽字。藥方用燒褌散。遂以交接爲說。皆想當然耳。又案。山田謂與暑中注夏之病不殊。今驗注夏。無少腹裏急陰中拘攣之證。小建中不中與之。陰陽易有此證。則小建中勝燒褌散多矣。褌音昆。字亦作裩。褻衣也。

燒褌散方

婦人中褌近隱處。取燒作灰。

右一味。水服方寸匕。日三服。小便即利。陰頭微腫。此爲愈矣。婦人病。取男子褌燒服。

傷寒蘊要云。陰陽易。仲景治以燒褌散。活人書以豭鼠屎湯栝蔞根竹茹湯。竹皮湯當歸白朮散之類主之。易老分寒熱而治。若傷在少陰腎經。有寒無熱者。以附子湯調下燒褌散。若傷在厥陰肝經者。以當歸四逆湯加吳茱萸附子。送下燒褌散主之。如有熱者。以鼠屎竹茹湯之類。送下燒褌散主之。要在審察脈證。分其冷熱而治矣。

陰證略例云。若陰陽易果得陰脈。當隨證用之。若脈在厥陰。當歸四逆湯送下燒褌散。若脈在少陰。通脈四逆湯送下燒褌散。若脈在太陰。四順理中丸送下燒褌散。

證治準繩云。嘗治傷寒病未平復犯房室。命在須臾。用獨參湯調燒褌散。凡服參一二斤餘。得愈者三四人。信哉用藥不可執一也。

淵雷案。以上三家之論。皆不獨任燒褌散。蓋取效在調散之方。不在散也。王肯堂所治。正是交接勞復。而非巢源所謂陰陽易。亦可見王氏不從巢源之說。

大病差後勞復者。枳實梔子湯主之。

巢源云。大病者。中風傷寒熱勞溫瘧之類是也。又云。傷寒病新瘥。津液未復。血氣尚虛。若勞動早。更復成病。故云復也。若言語思慮則勞神。梳頭澡洗則勞力。勞則生熱。熱氣乘虛。還入經絡。故復病也。

山田氏云。差者。言病差解而未復常也。與愈不同。

元堅云。差後勞復者。大邪既解。陰陽未諧。早有勞動。餘熱復集是也。熱必自內發。

故枳實梔子湯爲其對治。此條不舉其證。想心煩不眠等。爲所必有也。徐大椿曰。勞復。因病後氣虛。邪氣又結於上焦。其證不一。故不著其病形。惟散其上焦之邪足矣。後人以峻補之劑治勞復。則病變百出矣。此說與汪氏同。（汪說引於方後方解）而似得當。蓋此方屬梔子厚朴湯之類。則亦不外乎清膈利滯也。

枳實梔子湯方

枳實（三枚炙）　梔子（十四箇擘）　豉（一升綿裹）

右三味。以清漿水七升。空煑取四升。內枳實梔子。煑取二升。下豉。更煑五六沸。去滓。溫分再服。覆令微似汗。若有宿食者。內大黃如博碁子五六枚。服之愈。

方名。玉函成本並作枳實梔子豉湯。清漿水。千金及翼並作酢漿。五六枚。千金外臺並作一枚。

傷寒蘊要云。枳實梔子湯。治食復勞復。身熱。心下痞悶。如有宿食不下。大便祕實。

脈中有力者。可加大黃。

內外傷辨惑論云。食膏粱之物過多。煩熱悶亂者。亦宜服之。

方極云。枳實梔子豉湯證而胸滿者。梔子大黃湯。治前方證而閉者。

方機云。若胸滿煩熱者。（承梔子豉湯而言）枳實梔子豉湯主之。若大便不通。胸脇滿痛者。黃疸心中懊憹。或熱痛者。梔子大黃豉湯主之。

雉間煥云。以上四方。（梔子豉湯梔子甘草豉湯梔子生薑豉湯及本方）粗無大異。大概皆主差後宿食。而獨此方爲最勝。然不加大黃者。不足以立功。

類聚方廣義云。凡大病新差。血氣未復。勞動飲啖過度。則或作心胸滿悶。或作煩熱。與此方將養則愈。若大便不通。有宿食者。宜枳實梔子大黃豉湯。

傷寒類方云。漿水。卽淘米泔水。久貯味酸爲佳。吳氏云。清漿水。一名酸漿水。炊粟米熟。投冷水中。浸五六日。味酢。生白花。色類漿。故名。若浸至敗者。害人。其性涼。善走。能調中宣氣。通關開胃。解煩渴。化滯物。元堅云。說文。漿。酢漿也。從水。將省聲。本草玉石部下品新補云。漿水。味甘酸。微溫無毒。又云。粟米新熟白花者佳。煎令醋。止嘔噦。

千金方羊脂煎方後云。碁子大小如方寸匕。又服食門云。博碁子。長二寸。方一寸。

醫心方引經心方云。胡粉十二碁。博碁者。大小方寸是也。

汪氏云。勞復證。以勞則氣上。熱氣浮越於胸中也。故用枳實爲君。以寬中下氣。梔子爲臣。以除虛煩。香豉爲佐。以解勞熱。煑以清漿水者。以差後復病。宜助胃氣也。

周氏云。如多食停滯。因生熱者。必按之痛。宜加大黃。去之快。愈之速。使不大耗胃液也。設不知者。以病後不可用。所損多矣。

劉棟云。右二條。後人之所記也。故不採用。山田氏云。陰陽易差後勞復。其論之與方。但亡而不傳。王叔和乃以意補之已。淵雷案。前條方證不對。本條有方無證。故二君云爾。雖然。燒褌散固可疑。枳實梔子湯則有驗。未可廢矣。

傷寒差以後。更發熱者。小柴胡湯主之。脈浮者。以汗解之。脈沈實（一作緊）**者。**

以下解之。

趙刻本發熱下奪者字。今據玉函成本補。

元堅云。小柴胡湯。亦差後勞復之正治也。此與上方證。病位不同。然其熱自內發則一也。

方氏云。脈浮。有所重感也。脈沈。飲食失節也。山田氏云。此條與陽明篇二百四十六條同一義例。下以承氣言之。汗以桂枝言之。此條差後因勞動失節而復者。脈不浮不沈者。因動作。餘燼復然者也。浮者。因勞動再感者也。沈實者。飲食失節者也。發熱二字。兼浮沈二病言之。

尾臺氏云。按差已後更發熱者有三。死灰欲再燃者。與小柴胡湯。其熱新因外感而發者。撰用麻桂二湯以發汗。因過食宿滯者。宜審其證。以枳實梔子大黃豉湯大柴胡湯調胃承氣湯大承氣湯下之。

淵雷案。差後勞復作小柴胡湯證者。往往有之。惟因於御內。作女勞復者。服湯不效。嘗治一壯年男子勞復。其病胸脇苦滿而嘔。但稍罷敝。無他悪候。與小柴胡湯。許其可治。乃服湯半日而死。愚聞而疑訝。按問之。則女勞復也。然診視之際。病人病家俱不以實告。持脈按腹。亦無他異。記此以識吾過。凡女勞復者多死。巢源再三言之。醫者不可不知。三國志華佗傳云。故督郵頓子獻得病已差。詣佗視脈。曰。尚虛未得復。勿爲勞事。御內即死。臨死當吐舌數寸。其妻聞其病除。從百餘里來省之。止宿交接。中間三日發病。一如佗言。

大病差後從腰以下有水氣者牡蠣澤瀉散主之。

喩氏云。腰以下有水氣者。水漬爲腫也。金匱曰。腰以下腫。當利小便。此定法矣。錢氏云。大病後若氣虛。則頭面皆浮。脾虛則胸腹脹滿。此因大病之後。下焦之氣化失常。濕熱壅滯。膀胱不瀉。水性下流。故但從腰以下水氣壅積。膝脛足跗皆腫重也。以未犯中上二焦。中氣未虛。爲有餘之邪。脈必沈數有力。故但用排決之法。而以牡蠣澤瀉散主之。

淵雷案。牡蠣澤瀉散。治實腫陽水。大驗。不必腰以下腫。尤不必大病差後也。大病差後多虛腫。宜參苓朮附之類。故錢氏辨之。

牡蠣澤瀉散方

牡蠣熬　澤瀉　蜀漆煖水洗去腥　葶藶子熬　商陸根熬　海藻洗去鹹　栝樓根各等分

右七味。異擣下篩爲散。更於臼中治之。白飲和服方寸匕。日三服。小便利。止後服。

於臼。成本全書並作入臼。

方極云。牡蠣澤瀉散。治身體水腫。腹中有動。渴而小便不利者。

方機云。治胸腹有動而渴。腰以下水腫者。兼用蕤賓。

雉間煥云。脚氣腫滿。小便不利者。宜以八味丸煎汁服此方。又云。加赤小豆等分。尤妙。若無葶藶。宜以甘遂代之。

類聚方廣義云。後世稱虛腫者。有宜此方者。宜審其證以與之。淵雷案。虛腫非本方所主。若腫盛者。先以此方排決其水。衰其六七。從而補益之可也。

方函口訣云。此方雖治腰以下水氣。用於腰以上水氣亦效。其病在虛實之間。若實者。可加大黃。此劉教諭茝庭（郎丹波元簡）之經驗也。

淵雷案。商陸根除肌表水腫。最爲峻快。服之二便暢行。腫亦隨消。鈴醫常以此取一時之效。海藻。今人用治瘰癧。而本經亦有下十二水腫之文。蓋催促淋巴還流之藥也。澤瀉葶藶諸味。皆逐在裏之水。本方表裏俱治。故爲水腫快藥。元堅云。此方栝樓根蓋取之淡滲。不取其生津。金匱治小便不利者。有水氣。用栝樓瞿麥丸。可以相證。而本草則曰止小便利。未審何謂。（案蓋言治消渴糖尿病也）金鑑云。此方施之於形氣實者。其腫可隨愈也。若病後土虛不能制水。腎虛不能行水。則又當別論。愼不可服也。

大病差後喜唾。久不了了。胸上有寒。當以丸藥溫之。宜理中丸。

胸中。玉函成本並作胃上。玉函無以丸藥三字。

方氏云。唾。口液也。寒以飲言。不了了。謂無已時也。山田氏云。按論中寒字。有對熱而言者。有指留飲而言者。有指痰而言者。此條與小青龍湯條四逆湯條。三百二十八條皆以留飲言者也。元堅云。理中丸證。胃虛而上焦有飲者也。胸上。諸注多作胃上。然他無此稱。愚意喜唾不了了。是胸上有寒所致。而胸寒必生於胃寒。故用理中溫胃。以達上焦也。膈上有寒飲。用四逆。金匱肺中冷。多涎唾。用甘草乾薑湯。並是一理。金匱又曰。上焦有寒。其口多涎。又曰。色黃者。胸上有寒。此二證者。前條與本條蓋不過以其係病後隸之。實不必勞復也。

淵雷案。此亦慢性胃炎之多黏液者。與吳茱萸湯之唾涎沫同理。惟彼有頭痛乾嘔。而此無之。故主方不同矣。此證不必由於大病差後。尤不必由於勞復。其由於大病差後者。卽西醫所謂遺後病也。

成蹟錄云。一男子。項背強急。或腰痛。飲食停滯。時時胸痛。心下痞鞕。噫氣喜唾。先生與人參湯兼用當歸芍藥散而愈。

傷寒解後虛羸少氣氣逆欲吐者竹葉石膏湯主之。

趙刻本奪者字今據成本全書補。

方氏云。羸病而瘦也。少氣。謂短氣不足以息。金鑑云。是治病後虛熱也。錢氏云。仲景雖未言脈。若察其脈虛數而渴者。當以竹葉石膏湯主之。虛寒者別當消息也。

湯本氏云。余之經驗。本方證。病者常肉脫羸瘦。有疲勞困憊之狀。脈概虛數無力。皮膚及口脣口腔粘膜多乾燥。舌乾燥有白苔。訴煩渴。呼吸淺表。屢發喘欬。腹部凹陷。甚則如舟底狀。食機不振。常惡心。然屬陽虛證。(案謂陽證而虛者下放此)而非陰虛證。故有熱狀而無寒狀。呼氣及其他排泄物。輒有臭氣。尿亦濃稠而赤濁。有此等內熱情狀可徵焉。淵雷案。湯本所言證候。蓋從方藥揣測而得。頗覺顯明。惟本方證當有身熱。無熱者難用。不可不知。又西醫遇此等病。輒云原因不明。或竟武斷為無所病。以其全屬機能上疾患。無病菌病竈。不能得其病之主名。即無從施治也。此亦過信科學之蔽。

元堅云。此條成氏謂津液不足而虛羸餘熱未盡。熱則傷氣。故少氣氣逆欲吐。諸家概從之。然愚竊疑虛羸少氣氣逆欲吐。似無些熱。何以主以淸涼。又疑玉函所載勞復發熱者麥門冬湯主之。（引見卷末）亦似證方不協。因以爲恐是兩條其方互錯。此條虛羸少氣諸證。蓋麥門冬湯所主。卽與金匱大逆上氣咽喉不利止逆下氣相類。彼所謂勞復發熱者。卻是竹葉石膏湯證。然實係臆揣。姑錄俟識者。

竹葉石膏湯方

竹葉（二把）　石膏（一斤）　半夏（半升洗）　麥門冬（一升去心）

人參（三兩）　甘草（二兩炙）　粳米（半升）

右七味。以水一斗。煑取六升。去滓。內粳米。煑米熟。湯成去米。溫服一升。日三服。

人參。趙刻本用二兩。今據玉函成本全書改。

外臺祕要云。文仲療天行表裏虛煩。不可攻者。竹葉湯。卽本方方後云。此仲景方。

和劑局方云。竹葉石膏湯。治傷寒時氣表裏俱虛。遍身發熱。心胸煩悶。或得汗已解。內無津液。虛羸少氣。胸中煩滿。氣逆欲吐。及諸虛煩熱。並宜服之。諸虛煩熱與傷寒相似。但不惡寒。身不疼痛。頭亦不痛。脈不緊數。卽不可汗下。宜服此藥。

總病論云。竹葉湯。卽本方 治虛煩病。兼治中暍。渴。吐逆而脈滑數者。

直指方云。竹葉石膏湯。治伏暑內外熱熾。煩躁大渴。

傷寒選錄云。竹葉湯。陽明汗多而渴。衄而渴欲水。水入卽差。復渴。卽本方湯成去滓。入生薑自然汁三匙。再煎一沸服。神效。

張氏醫通云。上半日嗽多屬胃中有火。竹葉石膏湯降泄之。

又云。脣青有二。若脣與爪甲俱青而煩渴引飲者。爲熱伏厥陰。竹葉石膏湯。若脣青厥冷而畏寒。振振欲擗地者。爲寒犯少陰。眞武湯。淵雷案。石頑所謂厥陰者。乃指體內深處。無他深意。下放此。

又云。夏月感冒。吐瀉霍亂。甚則手足厥逆。少氣。脣面爪甲皆青。六脈俱伏。而吐出酸穢。瀉下臭惡。便溺黃赤者。此火伏於厥陰也。爲熱極似陰之候。急作地漿。煎竹葉石膏湯。誤作寒治。必死。

雉間煥云。竹葉石膏湯。治枯燥氣逆。或欲吐者。

傷寒緒論云。太陽證下之。頭痛未除。脣寒面青。指頭微厥。復發熱者。爲表邪內陷於陰分。雖頭痛發熱。不可用表藥。宜竹葉石膏湯。差後虛煩不得眠。竹葉石膏湯。

類聚方廣義云。竹葉石膏湯。治傷寒餘熱不退。煩冤欬嗽。渴而心下痞鞕。或嘔或噦者。麻疹痘瘡亦同。

又云。治骨蒸勞熱。欬而上氣。衄血唾血。燥渴煩悶。不能眠者。

又云。治消渴貪飲不止。口舌乾燥。身熱不食。多夢寢汗。身體枯槁者。若大便不通。腹微滿。舌上黑胎者。兼用調胃承氣湯。

方函口訣云。此方治麥門冬湯之熱候較甚。參看上文元堅之說煩悶少氣。或嘔渴欬嗽者。同一石膏劑也。而此方與竹皮大丸（金匱方）專治上焦。白虎湯專治中焦。麻杏甘石越婢加半夏關係肺部。大青龍特專表熱。皆參照其方而可知也。又張璐玉之經驗。宜病後虛渴而小便赤者云。

先哲醫話云。福井楓亭曰。禁口痢虛煩。宜用竹葉石膏湯。或用百一選方之人參黃連陳皮蓮子四味。亦佳。此證發噦逆者不治。

發祕云。竹葉宜用生者。若夫淡苦不必拘焉。山田氏云。證類本草引梁陶弘景名醫別錄云。凡云一把者。二兩爲正。又云。外臺引集驗有生薑四兩。是當從矣。錢氏云。竹葉性寒而止煩熱。石膏入陽明而清胃熱。半夏蠲飲而止嘔吐。人參補病後之虛。同麥冬而大添胃中之津液。又恐寒涼損胃。故用甘草和之。而又以粳米助其胃氣也。金鑑云。是方也。即白虎湯去知母。加人參麥冬半夏竹葉。以大寒之劑。易爲清補之方。此仲景白虎變方也。

夷堅志云。袁州天慶觀主首王自正。病傷寒旬餘。四肢乍冷乍熱。頭重氣塞。脣寒面青累日不能食。勢已甚殆。醫徐生診之曰。脈極虛。是爲陰證。必服桂枝湯乃可。信是陰證嘗有服桂枝湯者恐記者之誤留藥而歸。未及煮。若有語之曰。何故不服竹葉石膏湯。王回顧不見。如是者三。遂買見成藥兩貼。付童使煎。即盡其半。先時頭不能舉。若戴物千斤。倏爾輕清。肩亦漸暖。咽膈通暢。無所礙。悉服之。少頃。汗出如洗。徑就睡。及平旦脫然如常時。自正爲人謹飭。常茹素。與人齋醮。盡誠。故爲神所祐如此。

治瘟編云。吳服町一婦人。發熱微惡寒。心下苦悶。下利嘔逆。舌上白胎。臍上動悸高。脈弦緊。與大柴胡湯。下利稍止。嘔逆益劇。胸腹熱熾。煩渴欲飲水。四肢微冷。脈沈緊。與竹葉石膏湯。服七劑而愈。

又云。廣路街席工爲吉年十二。下利日二三行。略無所苦。日日出遊。一日洞泄如注。凡六行。而眼陷鼻尖。身熱熾盛。心下苦悶。嘔逆。舌上白胎。渴欲飲水。脈沈緊。與竹葉石膏湯。五日而愈。

橘窗書影云。箕輪龜山邸。中川左右衛門弟。年二十有餘。患暑疫。數十日不解。虛羸。脈細數。舌上無苔而乾燥。好冷水。絕穀數日。煩寃極。余與竹葉石膏湯。服之二三日。煩渴解。食少進。後脈數不解。氣血枯燥。大便難。與參胡芍藥湯。人參 柴胡 芍藥 枳實 黃芩 知母 地黃 甘草 麥冬 生薑 徐徐恢復。遂免危篤。

又云。御廣式番頭今井左右橘女。外感後。寒熱數日不解。欬嗽吐痰。不食。漸漸虛羸。殆將成勞。服柴胡劑數百貼。無效。余診之曰。此暑邪內服不得解也。宜講伏暑之策。與竹葉石膏湯加杏仁。五六日。熱大解。欬嗽隨止。食進。後與人參當歸散。人參 當歸 麥冬 地黃 桂枝 芍藥 竹葉 粳米 虛羸復常。

又云。一老醫曰。溝口老侯之侍女。年三十餘。晚春感微邪。發作如瘧。至季夏尚未解。醫三四輩雜治而不愈。一日。心下迫塞。如將氣絕。余因有經驗。與竹葉石膏湯。十餘日而寒熱去。食進。盜汗亦減。此全由心下有水氣。不下利而發此症也。其他胸膈有水氣之病。有吐水者。有眩暈者。有動悸者。皆以小半夏加茯苓石膏湯。半夏瀉心加石膏湯等而取效。此說頗有理。而與余之治驗頗暗合。因附於此。

又云。幕府鍼醫吉田秀貞妻。年三十。傷寒數月。熱不解。脈虛數。舌上黃胎。不欲食。欬嗽甚。痰喘壅盛。療於姬路加藤善庵所無效。余與竹葉石膏湯二三日。熱稍解。舌上濕潤。小便色減。因與竹茹溫膽湯。柴胡橘皮半夏竹茹茯苓莎草枳實黃連人參桔梗麥冬甘草生薑痰退欬安。食大進。不日全快。

淵雷案。以上諸案。皆發熱者。足徵元堅說不誤。若如原文。傷寒解後。則不發熱矣。

病人脈已解。而日暮微煩。以病新差。人強與穀。脾胃氣尚弱。不能消穀。故令微煩。損穀則愈。

病人。玉函作傷寒。

脈已解。謂更無病苦也。強與穀。勸令多食也。損穀。節減食飲也。此卽食復之輕證。微煩必於日暮時。其理未明。平人體溫。一日間亦有高下。日暮時最高。意者新差胃弱而多食。故於體溫最高時自覺微煩歟。

元堅云。病邪解除。既至勿藥。則唯任調養。醫之能事。於是畢矣。是故結以損穀則愈。亦所以例百病也矣。

玉函經此下復有一條云。病後勞復發熱者。麥門冬湯主之。其方卽金匱要略欬嗽上氣篇之方也。案麥門冬湯不治發熱。竹葉石膏湯乃治發熱。故元堅以爲兩條證方互錯矣。麥門冬湯之用法治驗。詳金匱今釋。

傷寒論今釋卷八

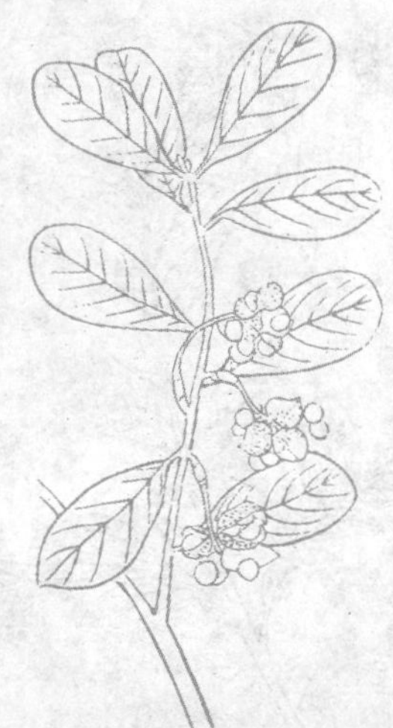

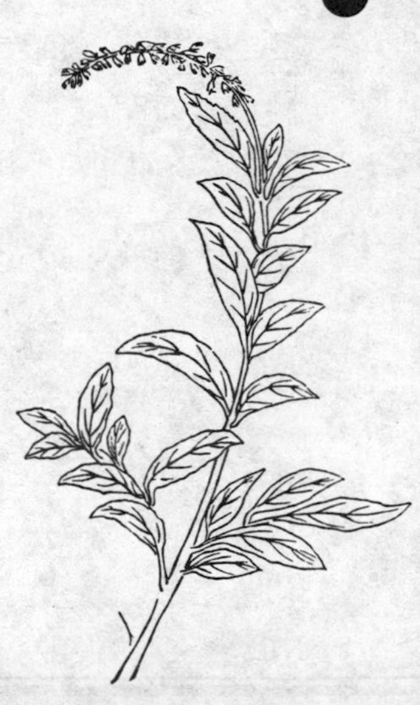

開卷有益·擁抱書香

中醫臨床經典㉙

傷寒論今釋（下）

LG029

出 版 者：文興出版事業有限公司
總 公 司：臺中市西屯區漢口路2段231號
電　　話：(04)23160278　　傳　　真：(04)23124123
營 業 部：臺中市西屯區上安路9號2樓
電　　話：(04)24521807　　傳　　真：(04)24513175
E-mail：*79989887@lsc.net.tw*
作　　者：陸淵雷
發 行 人：洪心容
總 策 劃：黃世勳
主　　編：陳冠婷
執行監製：賀曉帆
美術編輯：林士民
封面設計：林士民
總 經 銷：紅螞蟻圖書有限公司
地　　址：臺北市內湖區舊宗路2段121巷28號4樓
電　　話：(02)27953656　　傳　　真：(02)27954100
初　　版：西元2007年7月
定　　價：新臺幣420元整
ISBN：978-986-6784-04-0（平裝）

本公司備有出版品目錄，歡迎來函或來電免費索取

本書如有缺頁、破損、裝訂錯誤，請寄回更換

郵政劃撥　戶名：文興出版事業有限公司　帳號：22539747

國家圖書館出版品預行編目資料

傷寒論今釋 / 陸淵雷撰.--初版.--
臺中市：文興出版，2007〔民96〕
冊；　公分. --（中醫臨床經典；28-29）
ISBN 978-986-6784-03-3（上冊：平裝）
ISBN 978-986-6784-04-0（下冊：平裝）
1.　傷寒（中醫）
413.32　　　　　　　　96009847

展讀文化出版集團
flywings.com.tw

展讀文化出版集團
flywings.com.tw

flywings.com.tw